常用临床护理技术
操作并发症的预防及处理

主　审　徐军美
主　编　黄　金　李乐之
副主编　赵丽萍
编　者（以姓氏笔画为序）

王　琴	向娥英	刘　晓	刘　娟	刘卫红	李乐之
李亚敏	李迎霞	杨　丽	杨　静	杨丽君	杨玲凤
吴艾华	吴丽元	何　慧	何桂香	张孟喜	陈谊月
陈琼妮	范伟娟	欧尽南	金自卫	周庆湘	周昔红
赵先美	赵志丹	赵丽萍	姜志连	姚红梅	徐　灿
卿春华	高竹林	黄　金	彭永芝	蒋开明	曾立云
谢美秀	谭晓菊	谭雪军	潘雪迎	魏　芳	瞿云中

人民卫生出版社

图书在版编目（CIP）数据

常用临床护理技术操作并发症的预防及处理/黄金等
主编. —北京：人民卫生出版社，2013.1
ISBN 978-7-117-16741-3

Ⅰ.①常…　Ⅱ.①黄…　Ⅲ.①护理学　Ⅳ.①R472

中国版本图书馆 CIP 数据核字 (2012) 第 296559 号

人卫社官网	www.pmph.com	出版物查询，在线购书
人卫医学网	www.ipmph.com	医学考试辅导，医学数据库服务，医学教育资源，大众健康资讯

常用临床护理技术操作并发症的预防及处理

主　　编：黄　金　李乐之
出版发行：人民卫生出版社（中继线 010-59780011）
地　　址：北京市朝阳区潘家园南里 19 号
邮　　编：100021
E-mail：pmph@pmph.com
购书热线：010-67605754　010-65264830
　　　　　010-59787586　010-59787592
印　　刷：三河市博文印刷有限公司
经　　销：新华书店
开　　本：710×1000　1/16　印张：18　插页：2
字　　数：343 千字
版　　次：2013 年 1 月第 1 版　2022 年 7 月第 1 版第15次印刷
标准书号：ISBN 978-7-117-16741-3/R·16742
定　　价：53.00 元

打击盗版举报电话：**010-59787491**　E-mail: **WQ@pmph.com**
（凡属印装质量问题请与本社销售中心联系退换）

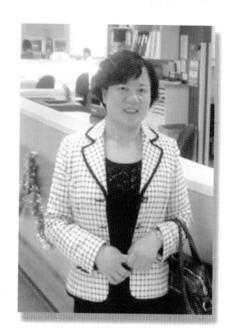

主编简介

　　黄金，女，硕士，主任护师，硕士生导师。现任中南大学湘雅二医院护理部及临床护理教研室副主任。兼任中华医学会糖尿病分会糖尿病教育及管理学组委员、中国老年学学会老年医学会老年护理专家委员会委员、湖南省护理学会社区专业委员会主任委员等，《护理学杂志》等多家杂志编委。主持多项省级及国际合作科研课题，共发表论文60余篇，主编和参编专业著作和书籍近30部。为全国高等学校本科护理学专业普通高等教育"十一五"国家级规划教材《老年护理学》主编。获得湖南省优秀著作奖、自然科学优秀学术论文奖等奖项。从事护理临床、管理及教学工作29年，研究方向为护理管理、糖尿病护理与管理。

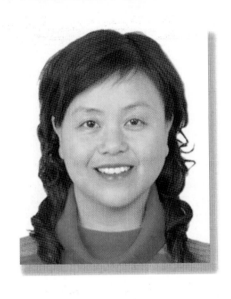

主编简介

李乐之，女，博士，主任护师，博士生导师、硕士生导师。现任中南大学湘雅二医院护理部及临床护理教研室主任。兼任湖南省专科护理质量控制中心委员会常务副主任、湖南省护理学会副理事长、湖南省护理学会重症监护学专业委员会主任委员、《中华护理杂志》等多家杂志编委。先后承担和参与国际（2项）、国家级（1项）、省厅级科研课题10余项课题研究，发表学术论文100余篇。主编和参编各类教材和专著30多部，为全国高等学校本科护理学专业普通高等教育"十二五"国家级规划教材《外科护理学》主编。获得湖南省护理学会优秀专著奖、优秀科技论文奖、全国高等学校医药优秀教材奖及省教育厅教学成果奖等奖项。从事护理临床、管理及教学工作30余年，研究方向为外科护理、护理管理。

序

    医疗质量和医疗安全是医院管理永恒的主题。医疗安全是医疗服务质量的前提和最基本要求，也是医院管理的第一要素。护理安全是医疗安全的重要组成部分，护理技术操作安全、有效是保障护理安全的重要环节。由于患者自身、各种器材、设施设备和操作者等因素，在各种护理技术操作的过程中均有可能发生相关的并发症。如何减少护理技术操作过程中可能发生的并发症，进而将其不良影响降低到最低限度是护理安全管理者值得探讨的主题。"执行临床护理技术操作常见并发症的预防及处理"也是我国《三级综合医院评审标准实施细则》（2011年版）护理管理章节中的重要条款。积极推行"以患者为中心"的整体护理模式，保障患者安全，为患者提供优质护理服务是当前每位护士，特别是护理管理者面临的重任和使命。值得庆贺的是，中南大学湘雅二医院临床护理专家和护理管理精英们，积极探索，大胆实践，组织编写《常用临床护理技术操作并发症的预防及处理》一书，它的出版发行十分切合当前护理工作的实际需要，是我院全面推行"SAFE-CARE"医疗安全保障体系的具体实践，也充分体现了我院深入开展"夯实基础护理，提供满意服务"为主题的"优质护理服务示范工程"活动取得的成效。希望本书为指引和规范临床护理行为提供帮助，切实体现"以患者为中心"的服务理念，杜绝护理工作盲区，保障患者安全，更好地促进我国护理事业健康发展。

中南大学湘雅二医院院长

2012年11月

前　言

　　为了切实保障患者安全，达到应对卫生部全国医院优质医院评审及《三级综合医院评审标准实施细则》（2011年版）第五章护理管理与质量持续改进章节中"执行临床护理技术操作常见并发症的预防及处理"的要求，满足临床护理工作者的实际需求，我们特组织一批资深的临床护理专家和高水平的护理管理者，参考多部相关专业书籍的基础上，认真编写《常用临床护理技术操作并发症的预防及处理》一书，旨在向广大临床护理人员提供一本具有临床实用性、指导性和可操作性的临床护理技术操作常见并发症的预防及处理指南。

　　本书构思新颖，框架统一，科学合理，重点突出。本书内容囊括了目前综合医院临床护士独立完成的操作，重点关注操作前、中、后可能发生的，对患者健康不利的主要并发症。该书目录的编排，从基础护理技术到专科护理技术；从最常用护理技术到相对较少使用的护理技术，分章书写。对于每个技术操作并发症基本上按护理程序编写，对每个并发症首先评估其"临床表现"，判断是否发生并发症；其次是一旦发生并发症，采取针对性的"处理措施"，阻止和减轻并发症对患者的损害。然而，任何并发症都是护理人员不期望发生和有意避免的。针对每个并发症的发生，本书重点编写"预防措施"。因此，最后统一编写框架，即按临床表现、预防措施和处理措施三个部分书写，科学合理，重点突出；各内容均以条目式归纳，力求精练，方便记忆；预防措施着重于防患未然，处理措施着重于已出现的并发症的恰当处理，一目了然。

　　本书不仅可作为临床护理人员的工作指南，而且可作为各级医院和卫生行政部门护理质量和安全监管的重要参考，亦可作为护理专业和临床医学专业学生的指导用书。

　　最后，由于编者水平有限，不足之处在所难免，敬请各位读者批评指正。

编　者

2012年9月

目　录

第一章
注射技术操作并发症的预防及处理

　　注射技术是指经注射器将一定量的无菌药液注入人体血管或组织中的给药方法。注射技术因注射部位不同而分为：皮内注射、皮下注射、肌内注射、静脉注射等技术。注射技术是一种胃肠道外给药技术，适用于需要迅速发挥作用或因各种原因不能经口服药的患者。药物通过注射，达到预防和治疗疾病、协助诊断等作用，其突出的优点是给药剂量准确、药物吸收快、血药浓度迅速升高。此外，某些药物容易受消化液影响而失效，或不能经胃肠道黏膜吸收，也适宜选择注射方式给药。

第一节　皮内注射技术操作并发症的预防及处理

　　皮内注射技术是将小量药液注入表皮与真皮之间的方法。主要用于药物过敏试验、预防注射、镇痛治疗及局部麻醉的先驱步骤。皮内注射可能发生的并发症包括注射部位疼痛、局部组织反应、注射失败、过敏性休克等。
　　皮内注射操作并发症的主要临床表现、预防及处理措施如下。

一、疼痛

【临床表现】

　　1. 注射部位疼痛，呈刺痛，推注药物时加重，注射后逐渐减轻。
　　2. 有时伴全身疼痛反应，如肌肉收缩、呼吸加快、出汗、血压下降，严重者出现晕针、虚脱。

【预防措施】

　　1. 向患者进行注射前告知和心理护理。向患者说明注射的目的、可能出现的并发症及注意事项，消除紧张心理，取得患者的配合。
　　2. 尽可能避免产生疼痛的因素。

（1）避免使用对组织刺激性较强的药物。

（2）一般选用无菌生理盐水作为溶媒。

（3）准确配制药液，避免药液浓度过高刺激机体而产生疼痛。

（4）选用大小型号适宜的注射器和针头。

（5）注射在皮肤消毒剂干燥后进行。

（6）提高注射技巧，实施无痛注射。

【处理措施】

1. 评估疼痛，如与注射进针的角度、手法等有关，及时调整手法、角度等。

2. 疼痛轻者，嘱患者全身放松、深呼吸，帮助患者分散注意力，减轻疼痛。

3. 疼痛剧烈者，立即报告医生，予以对症处理。发生晕针或虚脱者，按晕针或虚脱处理。

二、局部组织反应

【临床表现】

注射部位红肿、疼痛、瘙痒、水疱、溃烂、破损及色素沉着。

【预防措施】

交代患者，注射后不可随意搔抓或揉按局部皮丘，如有异常不适，随时告知医护人员。

【处理措施】

1. 局部皮肤瘙痒者，交待患者勿抓、挠，用0.5%聚维酮碘（碘伏）溶液外涂。

2. 局部皮肤出现水疱者，先用1%聚维酮碘溶液消毒，再用无菌注射器将水疱内液体抽出。

3. 注射部位发生溃烂、破损，则按外科换药处理。

4. 发生其他局部组织反应者，进行对症处理，预防感染。

三、注射失败

【临床表现】

无皮丘或皮丘过大、过小，药液外漏，断针，注射针眼出血，或皮肤上产生两个针眼。

【预防措施】

1. 评估患者的合作程度，对不合作者，肢体要充分约束和固定，以免发生断针、注射失败等。

2. 充分暴露注射部位。穿衣过多或袖口狭窄者，可在注射前协助患者将选择注射的一侧上肢衣袖脱出；婴幼儿可选用前额皮肤上进行皮内注射。

3. 评估和选择合适的注射部位，避免在硬结、瘢痕、血管丰富、神经末梢多的部位注射。

【处理措施】

1. 无皮丘，皮丘过大、过小，药液外漏，注射部位两个针眼，可重新进行注射。

2. 注射针眼出血，用无菌干棉签轻拭血迹，切不可用力压迫。

四、虚脱

【临床表现】

头晕、面色苍白、心悸、出汗、乏力、眼花、耳鸣、心率加快、脉搏细弱、血压下降，严重者意识丧失。多见于体质衰弱、饥饿和情绪高度紧张的患者。

【预防措施】

询问患者饮食情况，避免在饥饿状态下进行治疗。对以往有晕针史、体质衰弱、饥饿、情绪紧张的患者，注射时宜采用卧位。

【处理措施】

1. 一旦发现患者出现虚脱临床表现，及时停止注射，立即判断，区别是药物过敏还是虚脱。如果是药物过敏，按过敏处理。

2. 确认患者发生虚脱，将患者取平卧位、保暖，一般休息片刻后缓解，恢复正常。如与饥饿有关，清醒后给予口服糖水等。如休息片刻后未缓解，则给予吸氧，必要时静脉注射50%葡萄糖注射液等措施，症状可逐渐缓解。

3. 安抚患者和家属，保持情绪镇定，减轻恐惧心理。

五、过敏性休克

【临床表现】

1. 胸闷、气促、哮喘与呼吸困难，与喉头水肿、支气管痉挛、肺水肿有关。

2. 面色苍白、出冷汗、口唇发绀、脉搏细弱、血压下降，因周围血管扩张而导致有效循环血量不足引起。

3. 意识丧失、抽搐、大小便失禁等表现，因脑组织缺氧导致。

4. 其他过敏反应表现有荨麻疹、恶心、呕吐、腹痛及腹泻等。

【预防措施】

1. 注射前充分了解拟注射药物的性质、作用及可能的副作用。

2. 详细询问患者药物过敏史，避免使用过去引发过敏反应的药物，尤其是有青霉素、链霉素等过敏史者，禁止做青霉素或链霉素过敏试验。有其他药物过敏史或变态反应疾病史者应慎用。进行过敏试验时，应携带盛有肾上腺素、砂轮等的急救盒。

3. 注射过程中随时观察患者病情变化。皮试期间，嘱患者不可随意离开。注意观察患者有无异常不适反应，正确判断皮试结果。若过敏试验结果为阳性，则不可使用该药（破伤风抗毒素除外，可采用脱敏注射）。

【处理措施】

1. 一旦确认患者发生过敏性休克，立即停药，将患者平卧，就地抢救。同时报告医生。

2. 立即皮下或肌内注射0.1%肾上腺素0.5~1mg，小儿酌减。症状不缓解，遵医嘱隔20~30分钟再皮下或静脉注射肾上腺素0.5mg，直至脱离危险期。

3. 建立静脉输液通道。保暖，防止寒冷加重致循环衰竭。

4. 吸氧，改善缺氧状况。呼吸受抑制时，遵医嘱注射尼可刹米（可拉明）、洛贝林；呼吸停止，行人工呼吸；有条件者可插入气管导管，借助人工呼吸机辅助通气；喉头水肿引起窒息时，应尽快施行气管切开。

5. 遵医嘱静脉注射地塞米松5~10mg或氢化可的松琥珀酸钠200~400mg加入5%~10%葡萄糖溶液500ml内静脉滴注；应用抗组胺类药物，如肌内注射盐酸异丙嗪25~50mg或苯海拉明40mg。

6. 遵医嘱静脉滴注10%葡萄糖溶液或平衡溶液扩充血容量。如血压仍不回升，可按医嘱加入多巴胺或去甲肾上腺素静脉滴注。如为链霉素引起的过敏性休克，可同时使用钙剂，如10%葡萄糖酸钙或稀释5%氯化钙溶液静脉注射。

7. 若心搏骤停，应立即给予心肺复苏术。

8. 密切观察病情，记录患者呼吸、脉搏、血压、神志和尿量变化。

9. 不断评估治疗与护理的效果，为进一步处置提供依据。

六、疾病传播

【临床表现】

传播不同的疾病出现相应的症状。如细菌污染反应，患者出现畏寒、发热等症状；又如乙型肝炎，患者出现厌油、上腹饱胀不适、精神不振、乏力等症状。

【预防措施】

严格遵循无菌技术操作原则及消毒隔离要求。

1. 严格执行一人一针一管，不可共用注射器、注射液和针头。

2. 使用活疫苗时，防止污染环境。用过的注射器、针头及用剩的疫苗均采取焚烧处理。

3. 操作者为一个患者完成注射后，需进行手消毒后方可为下一个患者进行注射治疗。

【处理措施】

对已出现疾病传播者，报告医生，对症治疗。

第二节 皮下注射技术操作并发症的预防及处理

皮下注射技术是将少量药液注入皮下组织的方法。适用于不宜口服给药、要求较口服给药作用快或较静脉注射吸收慢的情况。如胰岛素注射、局部麻醉、术前给药、预防接种。皮下注射可发生疼痛、出血、局部组织反应、硬结形成、低血糖反应、虚脱等并发症。由于疼痛、局部组织反应、虚脱的临床表现、预防及处理措施与皮内注射的同类并发症基本相同，在此不重复叙述，请参考本章第一节。

一、出血

【临床表现】

1. 拔针后少量血液自注射部位针口流出。

2. 对于迟发性出血者，可见注射部位皮下血肿、肿胀、疼痛、皮肤淤血。

【预防措施】

1. 注射前，评估患者凝血状况，做好注射后按压准备；正确选择注射部位，避免刺伤血管。

2. 注射时，如针头刺破血管，立即拔针，按压注射部位。更换注射部位重新注射。

3. 注射完毕后，做好局部按压。按压部位要准确、时间要充分，尤其对凝血机制障碍者，适当延长按压时间。

【处理措施】

1. 拔针后，注射部位少量出血者，再次延长按压时间。

2. 皮下血肿者，可根据血肿的大小采取相应的处理措施。皮下小血肿早期采用冷敷促进血液凝固；48小时后应用热敷，促进淤血的吸收和消散；血肿较大者，早期可采取消毒后无菌注射器穿刺抽出血液，加压包扎；血液凝固后，可行手术切开清除血凝块。

二、硬结形成

【临床表现】

1. 轻者，局部稍隆起，皮下可扪及硬结。

2. 重者，皮下可扪及硬性肿块，因皮下纤维组织变性、增生、脂肪萎缩引起，更严重者，可出现肿块部位坏死。

【预防措施】

1. 注射前，仔细评估注射部位，避免皮肤硬结、瘢痕、炎症、皮肤破损处注射。

2. 选择注射点要分散，轮流使用，避免在同一处多次反复注射。

3. 严格执行无菌技术原则，做好皮肤消毒，严格执行一人一针一管，不可共用注射器、注射液和针头，防止注射部位感染。

4. 熟练掌握注射技术。注射时，针头斜面向上与皮肤呈30°～40°角快速刺入皮下，深度为针梗的1/2～2/3。

5. 注射药量以少于2ml为宜。推药时，速度缓慢，用力均匀，以减少对局部的刺激。

【处理措施】

1. 对有硬结形成倾向者，注射后可给予局部热敷或按摩，以促进局部血液循环，加速药物吸收，防止硬结形成（胰岛素注射除外）。

2. 对已形成硬结者，可给予局部热敷，如50%硫酸镁溶液湿热敷。

三、低血糖反应

【临床表现】

突然出现饥饿感、头晕、心悸、出冷汗、软弱无力、心率加快，重者虚脱、昏迷、甚至死亡。

【预防措施】

1. 注射前，做好患者进餐及餐饮准备的评估，避免因进食不及时致低血糖反应。尤其对于糖尿病患者，做好胰岛素注射有关知识指导。

2. 严格遵守给药时间、剂量、方法。

3. 根据患者注射部位的局部组织状况，正确把握进针深度，避免误入肌肉组织。对于体质消瘦、局部皮下脂肪少的患者，应捏起注射部位皮肤并减少进针角度注射。

4. 避免注入皮下血管。推药前要回抽，无回血方可推注。

5. 注射后勿剧烈运动、按摩、热敷、日光浴、洗热水澡等。

6. 注射胰岛素后，密切观察患者情况。

【处理措施】

1. 如发生低血糖症状，立即监测血糖，同时口服糖水、馒头等易吸收的碳水化合物。

2. 严重者，报告医生，遵医嘱静脉注射50%葡萄糖40~60ml。

3. 症状仍不改善者，积极进行抢救。

四、针头弯曲或针体折断

【临床表现】

1. 患者感觉注射部位疼痛。

2. 若针体折断，部分针体遗留于注射部位，患者出现情绪紧张、恐惧。

【预防措施】

1. 注射前，仔细评估注射部位，避免皮肤硬结、瘢痕。

2. 选择型号合适、质量可靠的针头，严格执行针头一次性使用。

3. 协助患者取舒适体位。

4. 熟练掌握皮下注射技术，避免用力过度、进针过深、进针方向不妥等。

【处理措施】

1. 若出现针头弯曲

（1）终止使用弯针继续注射。

（2）分析引起针头弯曲的原因，采取避免再次发生的措施。

（3）更换针头，重新注射。

2. 若发生断针

（1）医护人员保持镇静，安抚患者，避免紧张。

（2）立即用一手捏紧局部肌肉，嘱患者放松，保持原体位，勿移动肢体或做肌肉收缩动作，以免残留的针体随肌肉收缩而移动。

（3）迅速用止血钳将断针拔出。

（4）若针体已完全没入体内，需在X线定位后通过手术将残留针体取出。

第三节　肌内注射技术操作并发症的预防及处理

肌内注射技术是将少量药液注入肌肉组织内的方法。主要用于由于药物或病情因素不宜口服给药者；要求药物在短时间内发生疗效而又不适于或不必采用静脉注射者；药物刺激性较强或药量较大，不适于皮下注射者。肌内注射可发生的并发症有疼痛、神经性损伤、局部或全身感染、疾病传播、硬结形成、针头堵塞及过敏性休克等，有关过敏性休克、虚脱、疾病传播、硬结形成、针头弯曲或断针等并发症与皮内注射、皮下注射的同类并发症基本相同，其临床表现、预防和处理措施请参考本章第一、二节。

一、疼痛

【临床表现】

注射局部疼痛、酸胀、肢体无力、麻木。可引起下肢及坐股神经疼痛，严重者可引起足下垂或跛行，甚至可出现下肢瘫痪。

【预防措施】

1. 注射前，评估和选择好注射部位，避开神经、血管丰富之处。

2. 尽可能避免产生疼痛的因素：

（1）避免使用对组织刺激性强的药物。

（2）一般选用无菌生理盐水作为溶媒。

（3）选用大小型号适宜的注射器和针头。

（4）一次注射量以2ml为宜，最多不超过5ml。

（5）熟练掌握无痛注射技术，做到"两快一慢"。

【处理措施】

1. 注射过程中，评估疼痛，如与注射技术有关，及时改进注射技术，减轻注射时疼痛。

2. 疼痛轻者，嘱患者全身放松、深呼吸，帮助患者分散注意力，减轻疼痛。

3. 疼痛严重者，注射后，给予湿热敷、局部按摩，缓解疼痛。

二、神经性损伤

【临床表现】

1. 注射过程中，出现神经支配区麻木、放射痛。

2. 注射后，除局部麻木外，可出现肢体功能部分或完全受损，下肢受累可发生下肢活动受限或跌倒，上肢受累可出现局部红肿、疼痛，肘关节活动受限，手部有运动和感觉障碍。

【预防措施】

1. 注射前，评估和选择好注射部位，避开神经、血管丰富之处。

2. 避免注射刺激性强的药物，尽量选用刺激性小、等渗、pH接近中性的药物。

3. 熟练掌握注射技术，杜绝进针部位、深度、方向等不当的现象。

【处理措施】

1. 注射过程中，及时评估患者的反应，若发现神经支配区麻木或放射痛，应考虑注入神经内的可能性，须立即改变进针方向或停止注射。

2. 对可能有神经损伤者，早期行理疗、热敷，促进炎症消退和药物吸收，同时可使用神经营养药物治疗，促进神经功能的恢复。

3. 对理疗、热敷一段时间无改善，中度以上完全性神经损伤，则采用外科治疗，如手术探查，进行神经松解术。

三、局部或全身感染

【临床表现】

1. 在注射后数小时局部感染，局部出现红、肿、热和疼痛。
2. 若感染扩散，导致全身菌血症、脓毒血症，患者出现高热、畏寒、谵妄等。

【预防措施】

预防措施与皮下注射相同。

【处理措施】

若有全身感染的可能，进行血培养及药物敏感试验，而后选用敏感抗菌药物抗感染。

四、针口渗液

【临床表现】

推注药液阻力大，注射时有液体自针眼流出，拔针后液体流出更明显。

【预防措施】

1. 注射前，选择合适注射部位，避开硬结、瘢痕、皮损等部位。多次注射者，每次轮换部位，避免同一部位反复注射。
2. 一次注射量接近5ml时，可采用"Z"字形途径注射法预防药物渗漏至皮下组织或表皮，以减轻疼痛及组织受损。

【处理措施】

1. 注射后立即用无菌干棉签轻压注射部位数秒，至不渗为止。
2. 对于有硬结的注射部位，注射前后适当给予热敷，加速局部血液循环，促进药液吸收。

五、针头堵塞

【临床表现】

推药阻力大，无法将注射器内的药液推入体内。

【预防措施】

1. 根据药液的性质选用粗细合适的针头和肌肉丰富的注射部位。

2. 对于需要混合的注射药物，注射前充分混合药液、检查针头是否通畅。

3. 注射有可能发生针头堵塞的药物，注射时保持一定的速度，避免停顿导致药液沉积在针头内。

【处理措施】

注射过程中，发现推药阻力大或无法将药液注入体内，应拔针，更换针头另选部位进行注射。

第四节　静脉注射技术操作并发症的预防及处理

静脉注射技术是指用无菌注射器将一定量的无菌药液注入静脉的方法。因药物可直接进入血液而达到全身，所以是作用最快的给药方法。静脉注射法适用于：药物不宜口服、皮下或肌内注射，需迅速发生药效时；药物浓度高、刺激性大、量多而不宜采取其他注射方法；药物注入静脉进行诊断试验检查；输液和输血；静脉营养治疗。静脉注射可能出现的并发症有：静脉穿刺失败、药液外渗性损伤、血肿、过敏性休克、静脉炎等。其中，药物过敏性休克并发症的预防及处理措施参考本章第一节。

一、静脉穿刺失败

【临床表现】

1. 针头未进入静脉，无回血，推注药物时有阻力，局部疼痛、肿胀。

2. 针头斜面一半在血管内、一半在血管外，有回血，推注药物时有阻力，局部疼痛、肿胀。

3. 针头穿破血管且针头在血管外，无回血，推注药物有或无阻力，局部疼痛、肿胀。

【预防措施】

1. 做好注射前评估

（1）选择暴露好、较直、弹性好、清晰的浅表静脉进行静脉注射。

（2）适用型号合适、质量可靠的针头。

（3）评估患者的合作程度，取得患者良好的配合。

2. 熟练掌握静脉注射技术，提高穿刺成功率。

（1）穿刺时，当感觉针头进入血管不见回血时，可试抽回血，以防进针过度刺穿血管壁。

（2）对于静脉硬化、弹性差者，穿刺时应压迫静脉上下端，固定后于静脉上方成30°斜角直接进针，回抽见回血后，轻轻松开止血带，避免弹力过大针头脱出造成失败。

（3）对于四肢末梢循环不良者，注射前可行局部热敷、饮热饮料等保暖措施，促进血管扩张。

（4）对于水肿患者，应先行局部顺血管方向轻柔推压，使血管暴露后穿刺。

（5）对于肥胖患者，应用手摸清血管方向或按解剖方位，沿血管方向穿刺。

（6）对血液呈高凝状态或血液黏稠的患者，可以连接有肝素盐水的注射器，试穿刺时注射器应保持负压，一旦刺入血管即可有回血，因针头内充满肝素，不易凝血。

（7）对于小儿，行头皮静脉穿刺时，选择较小的针头，采取二次进针法，见回血后不松止血带，推药少许，使静脉充盈，再稍进0.5cm后松止血带，妥善固定。

【处理措施】

1. 评估穿刺失败为针头未进入静脉，无回血时，可针头稍退出但不退出皮肤，调整进针角度和方向，穿刺入血管，见回血，无肿胀，则穿刺成功。

2. 评估穿刺失败为针头斜面一半在血管内、一半在管腔外，或者穿破血管，针头在血管外时，立即拔针，局部按压止血。重新选择合适血管穿刺。

二、药液外渗性损伤

【临床表现】

注射部位出现局部肿胀、疼痛，皮肤温度低。

【预防措施】

1. 选择合适的血管，避免注射药物外渗。
2. 熟练掌握静脉注射技术，避免因穿刺失败而造成药液外渗。

【处理措施】

1. 注射时，注意观察有无药液外渗。如发生药液外渗，立即终止注射。

拔针后局部按压。另选血管重新穿刺。

2. 因外渗造成局部疼痛、肿胀者，应根据注射药液的性质不同分别进行处理：

（1）血管收缩药（如去甲肾上腺素、多巴胺、间羟胺）外渗，可采用肾上腺素拮抗剂酚妥拉明5～10mg溶于20ml生理盐水中作局部浸润，以扩张血管；同时给3%醋酸铅局部湿热敷。

（2）高渗药液（20%甘露醇、50%葡萄糖）外渗，可用0.25%普鲁卡因5～20ml溶解透明质酸酶50～250U，注射于渗液局部周围，因透明质酸酶有促进药物扩散、稀释和吸收作用。

（3）对于抗肿瘤药物外渗，应尽早抬高患肢，局部冰敷，使血管收缩并减少药物吸收。

（4）阳离子（氯化钙、葡萄糖酸钙）溶液外渗，可用0.25%普鲁卡因5～10ml作局部浸润注射，可减少药物刺激，减轻疼痛。同时用3%醋酸铅和50%硫酸镁溶液交替局部湿热敷。

（5）药物外渗超过24小时未恢复，局部皮肤由苍白转为暗红，禁止热敷。

3. 如上述处理无效，组织发生坏死，则由外科处理，预防感染。

三、血肿

【临床表现】

皮下肿胀、疼痛。2～3天后皮肤变青紫。1～2周后血肿开始吸收。

【预防措施】

1. 注射前评估患者有无凝血功能障碍。

2. 选择合适的血管，避免注射药物外渗。

3. 熟练掌握静脉注射技术，避免因穿刺失败而造成药液外渗。

4. 拔针后，注意用无菌棉签或纱布按压注射部位3～5分钟。对新生儿、血液病、有出血倾向者，适当延长按压时间，以不出现青紫为宜。

【处理措施】

1. 血肿早期（24小时内），予以冷敷，以减少出血。

2. 抬高患肢。

3. 24小时后局部给予50%硫酸镁溶液湿热敷，每天2次，每次30分钟，以加速血肿的吸收。

4. 若血肿过大难以吸收，可常规消毒后，用注射器抽吸不凝血液或切开清除血块，防止感染。

四、静脉炎

【临床表现】

沿静脉走向出现条索状红线，局部组织发红、肿胀、灼热、疼痛，全身畏寒、发热。

【预防措施】

1. 选择合适的血管，避免采用同一血管反复注射。

2. 掌握药物的性能，尽可能减少药物对血管的不良刺激，如稀释成合适的浓度后注射、缓慢注射、注射刺激性强的药物前后用生理盐水或5%葡萄糖溶液快速输注，冲洗静脉等。

3. 输注化疗药物过程中，常规给予硫酸镁沿血管方向湿敷，持续时间7~8小时。湿敷应距穿刺处上方2~3cm，每4小时更换1次，预防静脉炎。

4. 熟练掌握静脉注射技术，严格无菌技术原则，避免外渗、感染等。

【处理措施】

1. 一旦发生静脉炎，停止在患肢静脉输液并将患肢抬高、制动。

2. 根据情况行局部湿热毛巾或药物热敷，如50%硫酸镁溶液行湿热敷、中药如意黄金散外敷等。

3. 使用微波治疗仪，局部外涂复方七叶皂苷凝胶（利百素）、多磺酸粘多糖乳膏（喜辽妥）等软膏防治静脉炎。

4. 如合并全身感染，遵医嘱应用抗菌药物治疗。

（黄　金）

第二章
采血技术操作并发症的预防及处理

采血技术是借助于一定的器材，将人体血管内的血抽出体外，进而为血液检查提供标本，是临床上常见的护理技术。采集血标本的方法分为三种：静脉采血法、动脉采血法和毛细血管采血法。静脉采血法主要用于血常规检查、生化检查、微生物的培养、交叉配血等；动脉采血法主要用于血气分析；毛细血管采血法用于血常规检查。因毛细血管采血法由检验人员执行，故该操作的并发症预防及处理本章未进行编写。

第一节 静脉采血法操作并发症的预防及处理

静脉采血法是指将静脉血抽出体外的方法。目前包括普通静脉采血法和真空负压静脉采血法两种。可能发生的并发症包括：皮下出血或局部血肿、晕针或晕血、局部皮肤过敏反应、误穿刺入动脉、采血失败等。

一、皮下出血或局部血肿

【临床表现】

1. 穿刺部位疼痛、肿胀、有压痛。
2. 肉眼可见皮下瘀斑。

【预防措施】

1. 合理选择血管，宜选择粗、直、充盈饱满、弹性较好的静脉，尽量做到一针见血，避免反复穿刺对血管壁的损伤。
2. 上肢静脉采血时，如贵要静脉、肘正中静脉等，若上衣袖口较紧，要求患者脱去衣袖后再采血，避免较紧的衣袖影响静脉回流，引起皮下出血。
3. 采血时询问患者有无不适并观察采血局部情况，发现异常及时处理。
4. 采血后有效按压是预防血肿的有效措施。

（1）按压时间应5～10分钟。

（2）按压方法正确：①如果穿刺时针头经皮下直接进入血管，按压时棉签与血管走行垂直；②如果针头在皮下行走一段距离后进入血管，按压时棉签与血管走行平行。

【处理措施】

1. 早期冷敷。减轻局部充血和出血，使毛细血管收缩，可防止皮下出血或血肿扩大。

2. 48小时后改热敷。改善局部血液循环，减轻炎性水肿，加速吸收和消肿。

二、晕针或晕血

【临床表现】

晕针或晕血发生持续时间短，恢复快，一般2～4分钟后自然缓解。

1. 先兆期　患者多主诉头晕、眼花、心悸、恶心、四肢无力等。

2. 发作期　突然昏倒、意识丧失、面色苍白、四肢冰凉、血压下降、心率减慢、脉搏细弱等。

3. 恢复期　意识恢复清晰，自诉全身无力、四肢酸软，面色由苍白转红润，四肢转温，心率、脉搏恢复正常。

【预防措施】

1. 采血前应评估患者身体状况、心理情绪、是否进食、有无晕针晕血史等，并做好解释工作，给患者以心理安慰。

2. 采血时与患者适当交流，分散患者的注意力。

3. 协助患者取适当体位、姿势，以利于机体放松，尤其是易发生晕针或晕血的患者可采取平卧位。

4. 熟练掌握操作技术，做到一针见血，减少刺激。

【处理措施】

1. 发生晕针或晕血时，应立即停止采血，迅速将患者抬到空气流通处或吸氧。

2. 患者坐位时立即改为平卧位，以增加脑部供血，指压或针灸人中穴、合谷穴。

3. 口服葡萄糖液，适当保暖，数分钟后即可自行缓解。

三、局部皮肤过敏反应

【临床表现】

局部有灼伤感，甚至出现皮疹及过敏性皮炎。

【预防措施】

1. 评估患者的消毒剂过敏史，针对性改用其他消毒剂。
2. 采血后穿刺针眼处不覆盖任何东西，保持穿刺局部清洁干燥。

【处理措施】

如出现过敏现象报告医生处理。

四、误穿刺入动脉

【临床表现】

以股动脉为例。当穿刺针穿入血管时，不用回抽，血液自动上升到注射器里。血液呈红色，较静脉血更鲜红。

【预防措施】

1. 正确掌握股静脉的解剖位置，即股静脉在股动脉内侧约0.5cm处。
2. 掌握正确的穿刺方法　用消毒液消毒示指和中指，于股三角区扪及股动脉，并用手指加以固定；右手持注射器，针头和皮肤成90°或45°，在股动脉内侧0.5cm处刺入，见抽出暗红色血液，表示已达股静脉。

【处理措施】

如抽出为鲜红色血液，提示刺入股动脉，应立即拔出针头。紧压穿刺点5~10分钟，直至无出血，再重新穿刺对侧股静脉进行采血。

五、采血失败

【临床表现】

无回血。

【预防措施】

1. 采血者保持良好的情绪。熟悉静脉的解剖位置，提高穿刺技术。
2. 评估血管条件，尽量选择易暴露、较直、弹性好的浅表静脉。
3. 对四肢末梢循环不良的患者，可通过局部热敷等保暖措施促进血管扩张。

17

4. 运用真空负压静脉采血法采血时，如感觉针头进入血管却不见回血时，应检查采血管负压是否充足，不应盲目拔针。

【处理措施】

确定针头没有在静脉内，应立即拔针，重新更换针头另选静脉进行采血，不能来回多次进针或退针。

第二节　动脉穿刺采血法操作并发症的预防及处理

动脉穿刺采血法操作主要用于血气分析。血气分析是用于检测呼吸功能及酸碱平衡的一项重要指标，对指导氧疗、调节机械通气的各种参数以及纠正酸碱平衡和电解质紊乱均有重要意义。动脉穿刺采血操作已经成为护士必须熟练掌握的临床护理技术，但该操作需要较高的技术，操作不当，会造成诸多不良后果，如感染、皮下血肿、假性动脉瘤形成、误刺神经、动脉痉挛、血栓形成、穿刺处大出血、筋膜间综合征及穿刺失败等。

一、感染

【临床表现】

1. 穿刺部位皮肤有红、肿、热、痛，严重者有脓肿形成，个别患者会出现全身症状，如高热。
2. 血液培养有细菌生长。

【预防措施】

1. 穿刺时严格遵守无菌原则，遵守操作规程。若怀疑有污染应立即采取相应措施。
2. 穿刺前认真选择血管，避免在已出现破溃、感染、硬结、皮肤病等情况的部位穿刺。
3. 采血后局部用无菌纱布加压止血5~10分钟。

【处理措施】

已发生感染者，除对因处理以外，还应遵医嘱进行抗感染治疗。

二、皮下血肿

【临床表现】

1. 穿刺点周围皮肤苍白、毛孔增大、皮下肿大、边界清楚。
2. 严重者，穿刺点周围皮肤青紫，肿块边界不清，水肿加剧。
3. 患者局部疼痛、灼热、活动受限。

【预防措施】

1. 加强穿刺技能的训练，掌握穿刺技能，掌握进针的角度和深度，缓慢进针，防止穿破动脉后壁，引起出血。
2. 避免在同一部位反复穿刺，增加对动脉的损伤，造成出血不止。
3. 若压迫止血无效时可以加压包扎，穿刺成功后局部加压止血5~10分钟；或用小沙袋压迫止血15分钟左右，直到不出血为止；凝血机制障碍者及老年人应适当延长按压时间。
4. 严重凝血机制障碍者应避免动脉穿刺。

【处理措施】

1. 血肿发生48小时内，可采用局部冷敷使血管收缩，有利于止血。
2. 48小时后采用热敷促进局部血液循环利于血肿吸收。也可采用烤灯，促进局部血液循环，利于血肿吸收。
3. 给予50%的硫酸镁湿敷，使血肿消退，疼痛减轻。
4. 可内服或外用活血化瘀的中成药，以消除血肿。
5. 如血肿较轻，应观察肿胀范围有无扩展，若肿胀局限，不影响血流时，可暂不行特殊处理；若肿胀加剧应立即按压穿刺点并同时用硫酸镁湿敷。

三、假性动脉瘤形成

【临床表现】

1. 危重病患者或呼吸功能障碍患者，每天需要多次抽取动脉血进行血气分析，部分患者经过反复、多次动脉穿刺后，血液通过穿刺处进入周围组织而形成血肿，继而血肿被机化后其表面被内皮覆盖。因此，假性动脉瘤是一种由内皮覆盖的血肿。
2. 假性血管瘤易活动，血管表浅、管壁薄、突出皮肤表面。
3. 局部肿块并伴"膨胀性"搏动，肿块可触及收缩期细震颤，可闻及收缩期杂音。若按压肿块近侧动脉，可见肿块缩小，且紧张度减低并停止搏动。

【预防措施】

1. 避免在同一部位重复穿刺，以免局部瘢痕形成后，使血管壁弹性降低而出血。

2. 做好宣教工作　行动脉穿刺后可采用温度为60～70℃的湿毛巾局部热敷，每天1次，时间为20分钟，防止假性动脉瘤的形成。

【处理措施】

1. 若有小的足背动脉瘤形成，应嘱患者穿宽松的软鞋，以防瘤体受摩擦，引起破裂出血。

2. 若假性动脉瘤较大且影响功能时，可采用手术直接修补，效果较好。

四、误刺神经

【临床表现】

穿刺时患者若出现肢体麻木或剧烈疼痛，提示有可能刺到周围神经。

【预防措施】

护士加强个人业务素质，熟悉动脉穿刺血管的解剖位置，掌握血管的走行及深度。做到一针见血，减少刺激。

【处理措施】

应立即拔出针头，更换部位重新穿刺。

五、动脉痉挛

【临床表现】

血管痉挛时远侧动脉搏动减弱或消失，肢体可出现麻木、发冷、苍白等缺血症状，而局部无大出血或张力性血肿现象，长时间血管痉挛可导致血管栓塞。

【预防措施】

1. 做好患者的解释工作，消除恐惧等不良心理，使其放松。

2. 热敷局部血管。

【处理措施】

1. 若出现动脉痉挛，但穿刺针头确定在血管内，可暂停抽血，待血流量渐进增加后，再行抽血。

2. 若穿刺未成功，则拔针暂停穿刺，待痉挛解除后再行动脉穿刺。

六、血栓形成

【临床表现】

1. 较少见，主要发生在股动脉穿刺时。

2. 患者主诉穿刺端肢体疼痛、无力。查体可见穿刺端皮肤青紫或苍白，皮温下降，穿刺远端动脉搏动减弱或消失。

【预防措施】

1. 避免同一穿刺点反复穿刺。

2. 拔针后，压迫穿刺点的力度要适中，应做到穿刺处既不渗血，血流又保持通畅；压迫时以指腹仍感到有动脉搏动为宜。

【处理措施】

若有血栓形成，行尿激酶溶栓治疗。

七、穿刺处大出血

【临床表现】

穿刺针孔处有大量的血液流出；严重者出现面色苍白、出冷汗、血压下降等症状。

【预防措施】

穿刺后按压穿刺点5～10分钟并嘱患者勿过早活动穿刺肢体。

【处理措施】

1. 如患者出现穿刺口大出血，立即让患者平躺于床上，护士戴无菌手套，用无菌敷料将明胶海绵按压在穿刺点处，直到不出血为止。

2. 出血量大的患者可遵医嘱输入血制品。

八、骨筋膜室综合征

【临床表现】

因穿刺针管径较粗，拔针后按压方法不当，极易造成动脉皮口出血不止，而深动脉位于骨筋膜室内，大量出血使室内容积增加、压力增大，从而造成骨筋膜室综合征的一系列病理改变。

1. 疼痛　早期因穿刺部位和损伤程度不同而各有差异，随着病情发展疼痛加剧，甚至出现持续性、难以忍受的剧痛。但当筋膜间室内压力进一步上升，感觉神经纤维缺血、缺氧麻痹时，疼痛反而减退或消失。

2. 肿胀及压痛　肢体发凉，皮肤发亮，有光泽，张力增高，肌肉变硬，局部广泛压痛；被动牵拉受累区远端肢体时，产生剧烈疼痛。

3. 运动和感觉功能障碍　受累神经支配区的感觉异常，表现为感觉过敏、减退或消失。

【预防措施】

1. 尽量避免反复穿刺位置较深的动脉。

2. 选择合适的穿刺针，管径太粗者易造成血管损伤出血。

3. 拔针后一定要确切加压直到确认无出血为止。

4. 严重凝血机制障碍者应避免动脉穿刺。

【处理措施】

早期手术是治疗的关键。手术包括彻底切开减压、血肿清除及血管修复，有神经损伤或粘连者应一并修复，如能早期诊断及处理，预后较好。

九、穿刺失败

【临床表现】

动脉穿刺时回抽无鲜红的血液。

【预防措施】

1. 心理护理　对患者做好解释工作，消除恐惧等不良心理，以取得配合；同时护士应进行自身心理状态的调整，以良好的心态进行操作。

2. 熟悉动脉穿刺血管的解剖位置，掌握血管的走行及深度。要有良好的基本功和熟练的操作技术。

3. 正确对待特殊的采血对象。

（1）对血液呈高凝状态的患者，确认穿刺成功后迅速回抽血液，以防血液凝固而阻塞针头，造成穿刺失败。

（2）对凝血功能障碍的患者，宜选择足背动脉采血。

（3）对心律不齐、循环差、血压低的患者，宜选择股动脉穿刺以提高穿刺成功率。

【处理措施】

确定针头没有在动脉内，应立即拔针，重新更换针头另选动脉进行采血，不能来回多次进针或退针。

（陈谊月）

第三章
静脉输液法操作并发症的预防及处理

　　静脉输液是利用液体静压与大气压形成的输液系统内压高于人体静脉压的原理，将无菌溶液或药液直接输入静脉内的方法。静脉输液是临床的基础护理操作，通过静脉输液可迅速、有效地补充机体丧失的体液和电解质，增加血容量，改善微循环，达到维持血压及治疗疾病的目的，是医院治疗抢救患者的重要手段。临床输液操作过程中常出现一些并发症，严重影响用药安全和治疗效果，给患者带来一定痛苦，甚至危及患者生命。因此，将药物稳、准、快、好地输注到患者体内，有效预防或尽早发现、处理相关并发症，是护理工作的重要内容。

第一节　周围静脉输液法操作并发症的预防及处理

　　周围静脉输液法是将一定量的无菌溶液或药液经周围静脉输入体内的方法。可能发生的并发症包括发热反应、急性肺水肿、静脉炎、空气栓塞、血栓栓塞等。

一、发热反应

【临床表现】

输液过程中出现发冷、寒战和发热。

　　1. 轻者　体温38℃左右，伴头痛、恶心、呕吐、心悸，停止输液数小时后多可自行缓解。

　　2. 重者　高热、呼吸困难、烦躁不安、血压下降、抽搐、昏迷，甚至危及生命。

【预防措施】

　　1. 严格执行查对制度　液体使用前仔细检查，查看瓶签是否清晰、液体是否过期、瓶盖有无松动及缺损，瓶身瓶底及瓶签处有无裂纹。检查药液有无变色、沉淀、杂质及透明度的改变。输液器使用前查看包装袋有无破损；禁止使用不合格的输液器具。

2. 严格遵守无菌技术操作原则　安瓿锯痕后需用酒精棉签消毒一次方可折断，以达到消毒的目的；瓶塞、皮肤穿刺部位规范彻底消毒；重复穿刺要更换针头。

3. 严格执行消毒隔离制度　采用一次性注射器加药，严格执行一药一具，不得重复使用。

4. 加药时斜角进针，以减少胶塞碎屑和其他杂质落入瓶中的机会；加药时避免使用大针头及多次刺穿瓶塞。

5. 两种以上药物配伍时，注意配伍禁忌，配制后观察药液是否变色、沉淀、混浊。配制粉剂药品时充分摇匀，药物完全溶解后方可使用；药液配制好后检查无可见微粒方可加入液体中。液体现用现配。

6. 配液、输液时保持治疗室、病房的环境清洁，减少探陪人员，避免灰尘飞扬。

【处理措施】

1. 评估发热程度，给予心理安慰。

2. 发热反应轻者，减慢输液速度，发冷、寒战者给予保暖。

3. 高热者立即减慢或停止输液，予物理降温，观察生命体征，并按医嘱给予抗过敏药物及激素治疗。

4. 发热反应严重者即刻停止输液，遵医嘱予对症处理，并保留输液器具和溶液进行检查。如需继续输液，更换液体及输液器、针头并重新选择注射部位进行穿刺。

二、急性肺水肿

【临床表现】

1. 输液过程中患者突然出现胸闷、气促、呼吸困难、咳嗽、咳泡沫样痰或咳粉红色泡沫样痰。

2. 严重者稀痰液可从口鼻涌出，听诊肺部布满湿性啰音，心率变快伴心律不齐。

【预防措施】

1. 输液过程中，注意控制输液速度，尤其是老年人、小儿、心脏病患者速度不宜过快，液量不宜过多。

2. 输液过程中加强巡视，避免因体位或肢体改变而使输液速度加快。

【处理措施】

1. 立即减慢或停止输液，并立即通知医生，进行紧急处理。

2. 病情允许的情况下协助患者取端坐位，两腿下垂，以减少下肢静脉回心血量，从而减轻心脏负荷。

3. 高浓度给氧（6~8L/min），湿化瓶中加入30%~50%乙醇溶液，以减低肺泡内泡沫表面张力，从而改善肺部气体交换，缓解缺氧症状。

4. 遵医嘱给予强心剂、利尿剂、扩血管药、镇静剂、平喘药。

5. 必要时四肢轮流扎止血带或血压计袖带，以减少静脉回心血量。

三、静脉炎

【临床表现】

1. 沿静脉走向出现条索状红线，局部组织发红、肿胀、灼热、疼痛，常伴有畏寒、发热等全身症状。

2. 发病后可因炎性渗出、充血水肿、管腔变窄而致静脉回流不畅，甚至阻塞。

【预防措施】

1. 严格遵守无菌技术操作原则，严防输液微粒进入血管。穿刺部位严格消毒，保持针头无菌。

2. 正确选择输液工具；对需长期静脉输液者有计划地更换输液部位。避免同一部位反复穿刺。妥善固定防止针头摆动对静脉的损伤而诱发静脉炎。

3. 尽量避免下肢静脉输液，因其内有静脉窦可致血流缓慢而易产生血栓和炎症；如不可避免选择下肢静脉输液时，抬高下肢20°~30°，以加快血液回流。瘫痪肢体、手术肢体不宜行静脉输液。

4. 输入对血管壁刺激性强的药物时，尽量选用大血管；药物充分稀释并严格控制其输注的浓度和速度。

5. 严格掌握药物配伍禁忌，联合用药时每瓶药液中不宜超过2~3种药物。

6. 使用外周静脉留置针期间，加强对穿刺部位的理疗和护理，如输液时持续热敷穿刺肢体。静脉留置针留置时间在72小时以内。

7. 建议使用一次性精密输液器；连续输液者，每24小时更换1次输液器。

【处理措施】

1. 停止患肢静脉输液并抬高患肢、制动。

2. 根据情况进行局部处理：①局部热敷；②50%硫酸镁溶液行湿热敷；③中药如意金黄散外敷；④云南白药外敷；⑤超短波理疗；⑥如合并全身感染，遵医嘱应用抗菌药物治疗。

四、空气栓塞

【临床表现】

1. 患者突感异常胸闷不适，胸骨后疼痛，眩晕，血压下降，随即呼吸困难，严重发绀伴濒死感。

2. 听诊心前区有持续、响亮的"水泡声"样杂音，重者因严重缺氧而立即死亡。

【预防措施】

1. 输液前仔细检查输液器的质量及连接是否紧密，有无松脱。

2. 穿刺前排尽输液管及针头内空气。

3. 输液过程中加强巡视并及时更换或添加药液，输液完成后及时拔针。

4. 加压输液时，专人守护。

【处理措施】

1. 发生空气栓塞时，立即置患者于左侧卧位和头低足高位，以利于气体浮向右心室尖部，避免阻塞肺动脉入口；随着心脏的跳动，空气被混成泡沫，分次小量进入肺动脉内以免发生阻塞。

2. 立即给予高流量氧气吸入，提高患者的血氧浓度，纠正缺氧状态；同时严密观察患者病情变化，如有异常及时对症处理。

3. 有条件者可通过中心静脉导管抽出空气。

五、微粒污染

【临床表现】

不溶性微粒的大小、形状、化学性质，以及堵塞人体血管的部位、血运阻断的程度和人体对微粒的反应等不同，患者的表现不同。

1. 大于毛细血管直径的微粒可直接阻塞毛细血管，引起局部供血不足，组织缺血、坏死。

2. 红细胞聚集在微粒上，形成血栓，可引起血管栓塞和静脉炎。

3. 微粒进入肺、脑、肾脏等部位的毛细血管内时，可引起巨噬细胞的增殖，形成肉芽肿，引起局部供血不足而影响其功能。

4. 微粒本身是抗原，可引起过敏反应和血小板减少。

【预防措施】

1. 避免长期大量输液。

2. 配药室采用净化工作台；安瓿锯痕后以酒精擦拭颈段再折断，忌用击、敲的方式开安瓿。

3. 抽吸药液时针头置于安瓿中部，且安瓿不宜倒置；注射器不可反复多次使用；针头不可反复穿刺橡胶瓶塞。

4. 向输液瓶内加药时，将针管垂直静止片刻后注入；输液中尽量避免摆动液体瓶；以减少微粒进入体内。

5. 选择有终端滤器的输液器输液可有效截留输液微粒。

6. 为患者行静脉穿刺时，应用随车消毒液洗手。

【处理措施】

1. 发生血栓栓塞时，抬高并制动患肢，禁止在患肢输液。

2. 局部热敷、超短波理疗；或采用热量设计功耗（thermal design power，TDP）灯照射，每天2次，每次30分钟。

3. 严重者手术清除血栓。

六、疼痛

【临床表现】

1. 药液输入后，患者感觉静脉穿刺部位及周围剧烈疼痛，有时甚至因疼痛难忍而停止输液。

2. 若因药液外漏引起，穿刺部位皮肤可见明显肿胀。

【预防措施】

1. 注意药液配制的浓度，输注对血管有刺激性的药液时，宜选用大血管进行穿刺，并减慢输液速度。

2. 输液过程中加强巡视，若发现液体外漏，局部皮肤肿胀，拔针后选择其他部位重新穿刺。

【处理措施】

1. 局部热敷，以减轻疼痛。

2. 疼痛难忍时可遵医嘱采用小剂量利多卡因静脉注射。

3. 因液体外渗引起的局部肿胀，予局部热敷或硫酸镁湿敷。如外渗药液易引起局部组织坏死，使用相应拮抗药物局部封闭治疗。

七、败血症

【临床表现】

输液过程中患者突然出现畏寒、寒战、高热、恶心、呕吐、腰痛、发绀、呼吸及心率增快；部分患者出现四肢厥冷、血压下降、神志改变等，而全身各组织器官又未发现明确的感染源。

【预防措施】

1. 配制药液或营养液、维护输液导管时严格遵守无菌技术操作原则。

2. 采用密闭式一次性输液器具。

3. 认真检查输入液体质量；检查瓶身有无裂痕，瓶盖有无松动，瓶签是否清晰及是否过期等。

4. 输液过程中，经常巡视，观察患者情况及输液管道有无松脱等。

5. 不可经输液导管取血化验。

6. 输液器每24小时更换1次；经静脉留置针或PICC导管输液时，严格按照规范进行维护。

【处理措施】

1. 发生败血症后，立即弃用原药液，重新建立静脉通道。

2. 遵医嘱予以抗菌药物治疗。

3. 合并休克者，另外建立一静脉通道给予低分子右旋糖酐扩容，输注血管活性药物维持血压。

4. 合并代谢酸中毒者，给予5%碳酸氢钠纠正酸中毒。

八、神经损伤

【临床表现】

1. 穿刺时误刺神经、药液外漏损伤神经、夹板固定不当使神经受压等可使受损神经支配的相应肢体出现发冷、发麻、发热、无力、刺痛感等。

2. 重者根据损伤神经的部位，还可出现相应肢体、关节活动功能受限。

【预防措施】

1. 输入对血管、神经刺激性强的药液时，先用等渗盐水行静脉穿刺，确定针头在血管内后再更换要输注的液体。

2. 输液过程中加强巡视，严密观察药液有无外漏。

3. 选择手背静脉输液时，应熟悉手部神经与血管的解剖结构与走向，进针深度应根据患者体型、胖瘦及血管显露情况而定，尽可能一次成功。长期输液患者应有计划地更换穿刺部位，保护好血管。

4. 使用夹板时，应注意松紧适宜。

【处理措施】

1. 穿刺中出现剧痛或触电感时，应立即拔针更换穿刺部位，并观察患者肢体有无麻木、疼痛、活动障碍等。

2. 穿刺部位发生红肿、硬结后，严禁热敷，可用冷敷，每天2次。

3. 神经损伤后，患肢不宜过多活动，可用理疗、红外线超短波照射，每天2次，也可遵医嘱予以营养神经的药物如维生素B_{12}、维生素B_1肌内注射。

九、静脉穿刺失败

【临床表现】

1. 针头未刺入静脉，无回血，滴注药物有阻力；输液点滴不畅，甚至不滴。

2. 针头斜面滑出血管外或一半在血管外，药液注入皮下，局部疼痛及肿胀。

【预防措施】

1. 同静脉注射静脉穿刺失败的预防及处理措施。

2. 严格检查静脉留置针包装及质量，包装有破损或过期者不能使用。

3. 穿刺时动作要稳，进针要快、准，避免反复穿刺，妥善固定，防止穿刺过程中脱出。

4. 穿刺时观察有无回血，并体会针尖刺入血管时的"落空感"以判断是否进入血管；不要盲目进针或退针。

5. 见回血后平行缓慢顺血管的方向进针约0.1~0.2cm，使外套管的尖端进入血管，再轻轻边退针芯边向血管内送入外套管，但不能将外套管全部送入；如遇阻力，不要强行向内推送，观察静脉走向及有无静脉瓣等，如确定外套管在血管内，即可固定。

【处理措施】

同静脉注射的静脉穿刺失败的处理措施。

十、药液外渗性损伤

药液外渗性损伤的"临床表现"、"预防措施"及"处理措施",参见第一章第四节静脉注射技术操作并发症的预防及处理。

十一、导管阻塞

【临床表现】

静脉滴注不畅或不滴,有时可见导管内凝固的血块。

【预防措施】

1. 穿刺前连接好输液装置,避免导管折叠。

2. 输液过程中加强巡视,防止因输液压力过小或输液管路弯曲、反折导致滴注不畅及血液回流时间过长而凝固在输液管内导致堵塞。

3. 如遇局部肌肉痉挛的患者,避免在此部位输液;全身抽搐发作的患者静脉输液时应及时控制抽搐。

【处理措施】

导管或针头阻塞时,重新选择静脉进行穿刺。

十二、注射部位皮肤损伤

【临床表现】

胶贴周围发红、小水疱;部分患者皮肤外观无异常改变,但在输液结束揭去胶带时可见表皮撕脱。

【预防措施】

1. 使用一次性输液胶贴。

2. 水肿及皮肤敏感者,穿刺成功后,针尖处压一无菌棉球,再改用消毒后的弹力自粘性绷带固定,松紧以针头不左右移动为宜。

3. 输液结束揭去胶贴时,动作缓慢、轻柔,一手揭胶贴,一手按住与胶贴粘贴的皮肤慢慢分离,防止表皮撕脱。如揭除困难,用生理盐水浸湿后再揭。

【处理措施】

1. 水疱小于5mm时,保留水疱,用生理盐水将皮肤清洗干净,无菌干纱布擦干后覆盖水胶体敷料,每3~4天更换敷料1次。

2．水疱大于5mm时，络合碘消毒皮肤后用无菌针头抽出水疱内液体，用无菌干纱布擦干后覆盖水胶体敷料，每3～4天更换敷料1次。

3．表皮撕脱时，用生理盐水清洗创面，并以水胶体敷料覆盖并封闭创面，每3～4天更换敷料1次。

第二节　头皮静脉输液法操作并发症的预防及处理

头皮静脉输液法常适应于小儿。小儿头皮静脉丰富且分支多、互相沟通交错成网状、表浅易见，穿刺后易于固定，且便于患儿的肢体活动。头皮静脉输液法可能发生的并发症包括误入动脉、发热反应、静脉穿刺失败等。

一、误入动脉

【临床表现】

1．穿刺时患儿尖叫，呈痛苦貌。

2．推药时阻力大，且局部迅速可见呈树枝分布状苍白。

3．滴注时液体滴入不畅或不滴，甚至血液回流至输液管内造成堵塞。

【预防措施】

1．加强基本知识学习，熟悉解剖位置，加强技术操练。

2．尽量在患儿安静或熟睡的情况下穿刺。

3．输液过程中加强巡视，密切观察患儿反应。

【处理措施】

发现误入动脉，立即拔针另选血管重新穿刺。

二、发热反应

【临床表现】

输液过程中或输液后，患儿出现面色苍白、发冷、发热和寒战，体温可达40～42℃，伴有呼吸加快、脉速、皮肤出现花纹。

【预防措施】

1．严格掌握患儿输液指征。

2．注意患儿体质，早产儿、体弱儿、重度肺炎、痢疾等患儿，输液前应采取适当的保护、隔离措施。

3．其余预防措施参见本章第一节中发热反应的预防措施。

【处理措施】

参见本章第一节中发热反应的处理措施。

第三节　输液泵输液法操作并发症的预防及处理

输液泵输液法是一种通过微电脑控制机械推动液体经输液管路进入体内的方法。输液泵是一种电子机械装置,可精确控制输入液体的速度和单位时间内的总量,并能对输液过程中出现的异常情况通过报警提示,且能及时自动切断输液通路。其临床应用提高了用药的安全性和准确性,减少了临床医护人员的工作强度,提高了工作效率和质量。根据输液泵控制原理可分为蠕动控制型输液泵与针筒微量注射式注射泵。对需快速补液或需严格控制输液量的患者均可应用输液泵,其可能发生的并发症包括:泵管堵塞、药液滴入失控、漏液、触电损伤等。

一、导管堵塞

【临床表现】

输液泵的各种报警未及时处理而致泵停止工作时间较长,血液回流堵塞导管。此时液体不滴或输注不畅,导管内可见凝固的血块。

【预防措施】

1. 熟练掌握各种报警指示标识、报警原因及处理方法。
2. 输液过程中加强巡视,及时处理各种报警状态。
3. 告知患者及家属输液泵出现报警时应及时使用呼叫器通知医护人员。

【处理措施】

1. 查找输液导管、输液泵、患者三方面原因,排除故障。
2. 导管或针头阻塞时,重新选择静脉进行穿刺。

二、药液滴入失控

【临床表现】

药液滴入快于或慢于病情、药液所要求的速度。

【预防措施】

1. 使用输液泵时先检查仪器的各功能状态,确保各功能良好后方可使用。

2. 告知患者不要随意触摸输液泵面板，以防改变输液速度。

3. 设置各参数后及时将面板锁定。

4. 输液过程中随时查看输液泵的工作状态，发现问题及时处理。

【处理措施】

1. 检查输液泵或注射泵的功能是否完好，必要时予以及时更换输液泵。

2. 按要求重设输液速度。

3. 向患者及家属讲解控制输液速度的重要性，嘱其不宜擅自调节控制面板。

三、漏液

【临床表现】

患者穿刺部位、管路连接处有液体漏出。

【预防措施】

1. 适当调节输液泵的注入压力，防止压力过高而致管道连接处漏液或管道破裂。

2. 因输液泵无漏液报警提示，较长时间使用输液泵输液加之患者翻身或其他活动易使管道连接处脱落，故应经常检查管路。

3. 输液前应仔细检查各管路及连接部位是否紧密连接。

【处理措施】

1. 发生漏液后应先查找原因。

2. 更换输液管路。

（赵丽萍）

第四章
静脉输血操作并发症的预防及处理

静脉输血是将血液通过静脉输入体内的方法，包括输入全血、成分血和血浆增量剂，是治疗因外伤、失血、感染等疾病引起血液成分丢失和血容量降低的重要手段。静脉输血能补充血容量，增加心输出量，提高血压，改善循环；能促进携氧功能，增加血浆蛋白；能供给血小板和各种凝血因子，有助于止血；能增加免疫球蛋白，增强免疫力，直接抢救患者生命。输血作为一种治疗手段已被广泛应用于临床实践中。输血虽然有不可替代的治疗作用，但同时应当注意血液制品存在潜在的危险性，加之由于医务人员的操作以及患者的体质等原因，仍有少数患者可能发生相关并发症，如非溶血性发热反应、过敏反应和变态反应、溶血反应、循环负荷过重（肺水肿）、出血倾向、枸橼酸钠中毒反应等，因此必须严密观察输血后的并发症，积极地给予预防和处理。

一、非溶血性发热反应

【临床表现】

发生在输血过程中或输血后1～2小时内。

1. 初起畏寒或寒战，继之体温逐渐上升，可高达39～40℃，伴有皮肤潮红、头痛、恶心、呕吐等症状，血压多无变化。

2. 症状持续时间长短不一，多在数小时内缓解，少有超过24小时者。

3. 少数严重者可出现抽搐、呼吸困难、血压下降，甚至昏迷。

【预防措施】

1. 严格管理血库保养液和输血用具，采用无热原技术配制保养液，严格清洗、消毒采血和输血用具，或使用一次性输血器，去除致热原。

2. 输血前进行白细胞交叉配合试验，选用洗涤红细胞或用尼龙滤柱过滤血液，可移除大多数粒细胞和单核细胞，减少免疫反应所致的发热反应。

【处理措施】

1. 反应轻者，减慢滴速；严重者立即停止输血，所使用过的血液废弃不用。如病情需要可另行配血输注。

2. 遵医嘱给予抑制发热反应的药物如阿司匹林，首次剂量1g，然后每小时1次，共3次；伴有寒战者予以抗组胺药物如异丙嗪25mg或哌替啶（杜冷丁）50mg等对症治疗；严重者予以糖皮质激素。

3. 对症处理　高热时给予物理降温，畏寒、寒战时应保暖，给予热饮料、热水袋、加厚被等处理。严密观察体温、脉搏、呼吸和血压的变化并记录。

二、过敏反应

【临床表现】

多数发生在输血后期或即将结束时，也可在输血刚开始时发生。

1. 轻者出现皮肤局限性或全身性红斑、荨麻疹和瘙痒、轻度血管神经性水肿（表现为眼睑、口唇水肿）。

2. 严重者因喉头水肿出现呼吸困难、喘鸣、面色潮红，甚至发生过敏性休克而危及生命。

【预防措施】

1. 勿选用有过敏史的献血员。

2. 献血者在采血前4小时内不吃高蛋白、高脂肪饮食，宜进少量清淡饮食或糖水。

3. 输血前详细询问患者的过敏史，了解患者的过敏原，寻找对该过敏原无接触史的供血者。

4. 既往有输血过敏史者尽量避免输血；若确定因疾病治疗需要输血时，可输注洗涤红细胞或冰冻红细胞，输血前半小时口服抗组胺药或使用类固醇类药物。

【处理措施】

1. 仅表现为局限性皮肤瘙痒、荨麻疹或红斑者，可减慢输血速度，口服抗组胺药如苯海拉明25mg，继续观察；反应重者，立即停止输血，保持静脉畅通，严密观察患者的生命体征，遵医嘱给予0.1%肾上腺素0.5~1ml皮下注射。

2. 呼吸困难者，注意保持呼吸道通畅，立即给予高流量吸氧；喉头水肿者，行气管插管或气管切开；循环衰竭者，予抗休克治疗。

3. 遵医嘱给予抗过敏药物，如盐酸异丙嗪25mg肌内注射，地塞米松5mg静脉注射。

三、溶血反应

【临床表现】

1. 溶血反应系输血中最严重的并发症或反应。

（1）开始阶段：由于红细胞凝集成团，阻塞部分小血管，可引起头胀痛、面部潮红、恶心呕吐、心前区压迫感、四肢麻木、腰背部剧烈疼痛和胸闷等症状。

（2）中间阶段：由于凝集的红细胞发生溶解，大量血红蛋白散布到血浆中，可出现黄疸和血红蛋白尿，同时伴有寒战、高热、呼吸急促和血压下降等症状。

（3）最后阶段：由于大量血红蛋白从血浆中进入肾小管，遇酸性物质变成结晶体，致使肾小管阻塞；又因为血红蛋白的分解产物使肾小管内皮缺血、缺氧而坏死脱落，也可导致肾小管阻塞。患者出现少尿、无尿等急性肾衰竭症状，可迅速死亡。

2. 溶血程度较轻的延迟性溶血反应，可发生在输血后7～14天，表现为不明原因的发热、贫血、黄疸和血红蛋白尿等。

3. 可伴有出血倾向，引起出血。

【预防措施】

1. 认真做好血型鉴定和交叉配血试验。

2. 加强工作责任心，严格核对患者和供血者姓名、血袋号和配血报告有无错误，采用同型输血。

3. 采血时要轻拿轻放，运送血液时不要剧烈振荡，严密观察储血冰箱温度，并详细记录，严格执行血液保存制度，不可采用变质血液。

【处理措施】

1. 一旦怀疑发生溶血，立即停止输血并报告医师。

2. 溶血反应发生后，立即抽取受血者静脉血加肝素抗凝剂，分离血浆，观察血浆色泽，若呈粉红色，可协助诊断，同时测定血浆游离血红蛋白量。

3. 核对受血者与供血者姓名ABO血型、Rh血型。用保存于冰箱中的受血者与供血者血样、新采集的受血者血样、血袋中的血样、重做ABO血型、Rh血型、不规则抗体及交叉配血试验。

4. 抽取血袋中的血液做细菌学检验，以排除细菌污染反应。

5. 维持静脉输液通道通畅，以备抢救时静脉给药。

6. 口服或静脉滴注碳酸氢钠碱化尿液，防止或减少血红蛋白阻塞肾小管。

7. 双侧腰部封闭，并用热水袋热敷双侧肾区或肾区超短波透热疗法，以解除肾血管痉挛，保护肾脏。

8. 严密观察生命体征和尿量、尿色变化并记录，同时做尿血红蛋白测定。对少尿、无尿者，按急性肾衰竭患者的护理措施给予相应护理。如出现休克症状，给予抗休克治疗。

四、循环负荷过重

循环负荷过重主要表现为急性左心功能衰竭。

【临床表现】

1. 输血过程中或输血后突发头部剧烈胀痛、胸闷、呼吸困难、发绀、咳嗽、大量血性泡沫痰，严重者可致死亡。

2. 查体　患者呈端坐呼吸，颈静脉怒张，听诊肺部有大量水泡音，中心静脉压升高。

3. 胸部摄片　显示肺水肿影像。

【预防措施】

严格控制输血速度和短时间内输血量，对心、肺疾病患者或老年人、儿童尤应注意。

【处理措施】

1. 出现肺水肿症状，立即停止输血，及时通知医师，配合抢救。协助患者取端坐位，两腿下垂，以减少回心血量，减轻心脏负荷。

2. 加压给氧，肺泡内压力增高，减少肺泡毛细血管渗出液的产生，同时给予20%～30%乙醇湿化吸氧，可降低肺泡内泡沫的表面张力。注意不可吸入过长时间，以免引起乙醇中毒。

3. 遵医嘱给予镇静、利尿、强心、扩血管的药物，以减轻心脏负荷，同时应严密观察并记录。

4. 清除呼吸道分泌物，保持呼吸道通畅，定时拍背，协助排痰，指导进行有效呼吸。

5. 必要时用止血带进行四肢轮流捆扎，每隔5～10分钟轮流放松一侧肢体的止血带，有效减少回心血量。症状缓解后逐步解除止血带。

6. 心理护理，耐心做好解释工作，减轻患者焦虑和恐惧。

五、出血倾向

【临床表现】

1. 创面渗血不止或手术野渗血不止，手术后持续出血。
2. 非手术部位皮肤、黏膜出现紫癜、瘀斑、鼻出血、牙龈出血、血尿、消化道出血、静脉穿刺处出血等。
3. 凝血功能检查 PT、APTT、PIT明显降低。

【预防措施】

1. 短时间内输入大量库存血时应严密观察患者意识、血压、脉搏等变化，注意皮肤、黏膜或手术伤口有无出血。
2. 尽可能输注保存期较短的血液。如情况许可，每输库存血3～5单位，补充新鲜血1单位。即每输1500ml的库存血即给予新鲜血500ml，以补充血小板和凝血因子。

【处理措施】

若出现出血表现，首先排除溶血反应，立即抽血做出血、凝血项目检查，查明原因，输注新鲜血、血小板悬液、补充各种凝血因子。

六、枸橼酸钠中毒

【临床表现】

1. 手足搐搦、出血倾向、血压下降、心率减慢，甚至心搏骤停。
2. 心电图示QT时间延长，ST段延长，T波低平倒置。
3. 血液化验血清钙＜2.2mmol/L。

【预防措施】

1. 严密观察患者反应，慎用碱性药物，注意监测血气和电解质化验结果，以维持体内水、电解质和酸碱的平衡。
2. 每输注库存血1000ml，须遵医嘱静脉注射10%葡萄糖酸钙或氯化钙注射液10ml，以补充钙离子。

【处理措施】

1. 严密观察患者反应，体温正常、无休克者可耐受短时间内快速输血。
2. 监测血钙浓度，必要时予以补钙。

3. 病情严重者立即停止输血并予以吸氧。

七、低钾血症

【临床表现】

大量输血致血钾稀释，肾脏排钾增多以及输入的红细胞由于胞内钾低而吸收胞外钾所致。患者表现为肌肉软弱无力、腱反射减退或消失。

【预防措施】

短时间内大量输血时，严密观察患者情况，监测心电图及生化检查。

【处理措施】

一旦发现，应立即报告医师，根据情况补钾。

八、低体温

【临床表现】

寒冷或寒战，皮肤冰冷，心律失常，体温降至30℃左右。

【预防措施】

1. 将大量备用的库存血放在温度适宜的环境中自然升至室温再输入，也可用热水袋加温输血侧的肢体。
2. 大量、快速输血时应将室温控制在24～25℃。
3. 注意给患者保暖，避免不必要的躯体暴露；输血过程中使用温生理盐水作为冲洗液；对非手术部位注意保暖。
4. 密切观察并记录患者的体温变化。使用能测量35.5℃以下的体温计。

【处理措施】

对低体温者室温应控制在24～25℃。

九、细菌污染反应

【临床表现】

1. 烦躁不安、剧烈寒战，继之高热、呼吸困难、发绀、腹痛。
2. 可出现血红蛋白尿和急性肾衰竭、DIC、中毒性休克等。

【预防措施】

1. 从采血到输血的过程中，各个环节都要严格遵守无菌操作原则。

2. 血袋内血制品变色或混浊，有絮状物、较多气泡等任何可疑迹象均可认为有细菌污染可能，应废弃不用。

【处理措施】

1. 一旦发现，立即停止输血，及时通知医师。

2. 将剩余血和病原血标本送化验室，做血培养和药敏试验。

3. 定时测量体温、脉搏、呼吸、血压，高热者给予物理降温，准确记录出入水量，严密观察病情变化，早期发现休克症状，积极配合抗休克、抗感染治疗。

十、疾病传播

【临床表现】

输血后一段时间，出现经输血传播的相关疾病的临床表现的疾病有：乙型肝炎、丙型肝炎、艾滋病、巨细胞病毒感染、梅毒、疟疾、EB病毒、HTV（人类—淋巴细胞病毒）感染、黑热病、回归热、丝虫病和弓形虫病等。

【预防措施】

1. 严格掌握输血适应证，非必要时应避免输血。

2. 杜绝传染病患者和可疑传染病者献血。

3. 严格对献血者进行血液和血制品的检测。

4. 在血液制品生产过程中采用加热或其他有效方法灭活病毒。

5. 鼓励自体输血。

6. 严格对各类器械进行消毒，在采血、贮血和输血操作的各个环节，认真执行无菌操作。

【处理措施】

已出现输血传染疾病者，报告医师，因病施治。

十一、液血胸

【临床表现】

1. 进行性呼吸困难，口唇及皮肤发绀；查体可见患侧胸部肿胀、隆起、呼吸运动减弱；纵隔向健侧移位，叩诊由浊音到实音，呼吸音减弱或消失。

2. X线胸片可明确诊断。

【预防措施】

1. 输血前向患者做好解释工作，取得合作。烦躁不安者，穿刺前予以镇静剂。

2. 提高医务人员留置套管针的穿刺水平。

3. 输血前认真检查留置套管针有无外漏，确定无外漏后方可输血。

4. 疑有外漏者，立即取下输血管，用注射器接套管针反复回抽，如不见回血，迅速拨出套管针。

【处理措施】

1. 已发生液血胸者，协助医师用注射器在右胸第二肋下穿刺，可抽出血性胸液。立即行胸腔闭式引流，留取引流液化验，并按胸腔闭式引流术护理。

2. 改用其他静脉通路继续输血、输液。

3. 严密观察病情变化，监测血压、脉搏、呼吸、血氧饱和度并记录。

十二、空气栓塞、微血管栓塞

【临床表现】

随进入的气体量多少不同，临床表现不同。大量气体进入表现为突发乏力、眩晕、濒死感，胸部感觉异常不适，或有胸骨后疼痛，随即出现呼吸困难和严重发绀。

【预防措施】

1. 输血前必须把输血管内空气排尽，输血过程中密切观察；加压输血时应专人守护，不得离开患者，及时更换输血袋。

2. 进行锁骨下静脉和颈外静脉穿刺时，术前让患者取仰卧位，头偏向对侧，尽量使头后仰，然后屏气，深吸气后憋住气，再用力作呼气运动。经上述途径留置中心静脉导管后，随即摄胸部平片。

3. 拔除较粗、近胸腔的静脉导管时，必须严密封闭穿刺点。

【处理措施】

参见第三章第一节周围静脉输液中空气栓塞并发症的处理。

十三、移植物抗宿主反应

【临床表现】

表现为输血后7~14天出现发热、皮肤红斑、呼吸困难、肝脾肿大等排斥反应。

【预防措施】

1. 避免长期反复输血。

2. 尽量输入经放射线照射的血制品，以灭活血液中的淋巴细胞。

【处理措施】

遵医嘱应用类固醇、环磷酰胺、T淋巴细胞抑制剂等积极抗排斥反应治疗。

（李乐之）

第五章
氧气吸入技术操作并发症的预防及处理

　　氧气吸入技术是指通过供给患者氧气，提高其肺泡内氧分压，促进代谢，纠正缺氧状态，维持机体生命活动的一种治疗方法。通过氧气吸入，达到提高患者血氧含量及动脉血氧饱和度、纠正缺氧的目的。

　　氧气吸入技术包括鼻导管法、鼻塞法、氧气枕法、头罩式给氧法、面罩法、氧气帐法。其适应证包括：①呼吸系统疾患：如哮喘、支气管炎、气胸、肺气肿、肺不张等影响患者的肺活量者；②心功能不全使肺充血而致呼吸困难者；③各种中毒引起的呼吸困难：如一氧化碳、巴比妥类药物中毒等，使氧不能由毛细血管渗入组织而产生缺氧；④昏迷患者：如脑血管意外或颅脑损伤所致昏迷患者，使中枢受抑制而引起缺氧；⑤其他：如某些外科手术后患者、大出血休克患者、分娩时产程过长或胎心音异常者等。

一、无效吸氧

【临床表现】

　　1. 患者自感空气不足、呼吸费力、胸闷、烦躁、不能平卧。

　　2. 胸闷、呼吸急促、缺氧症状无改善、氧分压下降、唇及指（趾）甲床发绀、鼻翼扇动等。

　　3. 呼吸频率、节律及深浅度均发生改变。

【预防措施】

　　1. 检查供氧装置、供氧压力、管道连接是否漏气，发现问题及时处理。

　　2. 吸氧前检查吸氧管的通畅性，将吸氧管放入冷开水中，了解气泡溢出情况。妥善固定吸氧管，避免脱落、移位。吸氧过程中随时检查吸氧导管有无堵塞，尤其是对使用鼻导管吸氧者，鼻导管容易被分泌物堵塞，影响吸氧效果。

3. 遵医嘱或根据患者病情调节吸氧流量。

4. 对气管切开的患者，采用气管内套管供给氧气。

5. 及时清除呼吸道分泌物，保持气道通畅。

6. 吸氧过程中，严密观察患者缺氧症状有无改善，并定时监测血氧饱和度。

【处理措施】

1. 查找原因，采取相应的处理措施，恢复有效的氧气供给。

2. 报告医师，对症处理。

二、气道黏膜干燥

【临床表现】

1. 刺激性咳嗽，无痰或痰液黏稠，不易咳出。

2. 部分患者有鼻出血或痰中带血。

【预防措施】

1. 及时补充氧气湿化瓶内的湿化液。对发热患者，及时对症处理；对习惯张口呼吸的患者，做好解释工作，取得患者配合，改用鼻腔呼吸，利用鼻前庭黏膜对空气加温加湿的功能，减轻气道黏膜干燥的发生；对病情严重者，可用湿纱布覆盖口腔，定时更换。

2. 根据患者缺氧情况调节氧流量　轻度缺氧1~2L/min，中度缺氧2~4L/min，重度4~6L/min，小儿1~2L/min。吸氧浓度控制在45%以下。

3. 可使用加温加湿吸氧装置，防止气道黏膜干燥。

【处理措施】

给予超声雾化吸入。

三、氧中毒

【临床表现】

氧中毒的程度主要取决于吸入气的氧分压及吸入时间。氧中毒的特点是肺实质改变，如肺泡壁增厚、出血。一般情况下，连续吸纯氧6小时后，患者即可有胸骨后灼热感、咳嗽、恶心、呕吐、烦躁不安、面色苍白、胸痛；吸纯氧24小时后，肺活量可减少；吸纯氧1~4天后，可发生进行性呼吸困难，有时可出现视力或精神障碍。

【预防措施】

1. 严格掌握吸氧指征、停氧指征，选择恰当给氧方式。

2. 严格控制吸氧浓度，一般吸氧浓度不超过45%。根据氧疗情况，及时调整吸氧流量、浓度和时间，避免长时间高流量吸氧。

3. 吸氧过程中，经常行血气分析，动态观察氧疗效果。

【处理措施】

1. 立即降低吸氧流量。

2. 报告医师，对症处理。

四、二氧化碳麻醉

【临床表现】

神志模糊，嗜睡，面色潮红，呼吸浅、慢、弱，皮肤湿润，情绪不稳，行为异常。

【预防措施】

1. 对缺氧并二氧化碳潴留者，应低流量、低浓度持续给氧为宜。

2. 对慢性呼吸衰竭患者，采用限制性给氧，氧浓度24%～33%，氧流量1～3L/min。

3. 加强病情观察，将慢性呼吸衰竭患者用氧情况列为床旁交接内容。避免患者和家属擅自调大吸氧流量。

4. 在血气分析动态监测下调整用氧浓度，以纠正低氧血症、不升高二氧化碳分压为原则。

【处理措施】

1. 调整氧流量，加强呼吸道管理，促进二氧化碳排出。

2. 经上述处理无效者，报告医师，建立人工气道进行人工通气。

五、腹胀

【临床表现】

患者烦躁，腹胀明显，腹壁张力大，呼吸急促、表浅，胸式呼吸减弱，口唇发绀，脉搏细速，严重者危及生命。

【预防措施】

1. 正确掌握鼻导管的使用方法　插管不宜过深，成人使用单鼻孔吸氧时，鼻导管插入深度以2cm为宜。新生儿鼻导管吸氧时，须准确测量长度，注意插入方法，插入鼻导管时可将患儿头部稍向后仰，避免导管进入食管，不可过深。

2. 用鼻塞吸氧、面罩吸氧能有效避免此并发症的发生。

【处理措施】

如发生急性腹胀，及时行胃肠减压、肛管排气。

六、感染

【临床表现】

出现局部或全身感染症状，如畏寒、发热、咳嗽、咳痰等。

【预防措施】

1. 每天更换吸氧管、氧气湿化瓶及湿化瓶内湿化液，湿化瓶每天消毒。
2. 湿化瓶内湿化液为灭菌用水。
3. 每天口腔护理2次。
4. 插管动作宜轻柔，以保护鼻腔黏膜的完整性，避免发生破损。

【处理措施】

1. 去除引起感染的原因。
2. 应用抗菌药物抗感染治疗。

七、鼻出血

【临床表现】

鼻腔黏膜干燥、出血，血液自鼻腔流出。

【预防措施】

1. 正确掌握插管技术，插管时动作轻柔，如遇阻力，应排除鼻中隔畸形的可能，切勿强行插管，必要时改用鼻塞法吸氧或面罩法吸氧。
2. 选择质地柔软、粗细合适的吸氧管。
3. 长时间吸氧者，注意保持室内湿度，做好鼻腔湿化，防止鼻腔黏膜干燥。
4. 拔除鼻导管前，如发现鼻导管与鼻黏膜粘连，应先用湿棉签或液状石蜡湿润，再轻摇鼻导管，等结痂物松脱后才拔管。

【处理措施】

1. 报告医师，进行局部止血处理，如使用血管收缩剂或局部加压止血。

2. 对鼻出血量多、经上述处理无效者，请耳鼻喉科医师行后鼻孔填塞。

八、肺组织损伤

【临床表现】

呛咳、咳嗽，严重者出现气胸。

【预防措施】

1. 在调节氧流量后，再将供氧管与鼻导管连接供患者使用。
2. 原面罩吸氧患者改用鼻导管吸氧时，应及时将氧流量减低。

【处理措施】

及时报告医师，对症处理。

九、晶状体后纤维组织增生

【临床表现】

视网膜血管收缩，视网膜纤维化，临床上可造成视网膜变性、脱离，继发性白内障、青光眼、斜视、弱视，最后出现不可逆的失明。

【预防措施】

1. 对新生儿，尤其是早产低体重儿，勿长时间、高浓度吸氧，吸氧浓度应小于40%。
2. 对于曾长时间高浓度吸氧后出现视力障碍的患儿，应定期行眼底检查。

【处理措施】

报告医师，尽早手术治疗。

（曾立云）

第六章
雾化吸入技术操作并发症的预防及处理

雾化吸入是应用雾化装置将药液分散成细小的雾滴以气雾状喷出，使其悬浮在气体中经鼻或口由呼吸道吸入的方法。吸入药物除了对呼吸道产生局部作用外，还可通过肺组织吸收而产生全身性疗效。常用于湿化气道、控制和预防呼吸道感染以及改善通气功能。雾化吸入用药具有起效快、药物用量较小、不良反应较轻的优点，故临床应用广泛。本章介绍临床常用的超声雾化吸入和氧气雾化吸入技术操作的并发症预防及处理。

第一节 超声雾化吸入技术操作并发症的预防及处理

超声雾化吸入法是应用超声波将药液变成细微的气雾，再由呼吸道吸入的方法。其雾量大小可以调节，雾量小而均匀，药液可随深而慢的吸气到达终末支气管和肺泡。超声雾化吸入及氧气雾化吸入技术操作的并发症大致相同，故一并介绍。

一、过敏反应

【临床表现】

1. 呼吸道症状 患者出现喘息，或原有喘息症状加重。
2. 全身症状 过敏性红斑，可伴有寒战，较少出现过敏性休克。

【预防措施】

行雾化吸入之前，询问患者有无药物过敏史。雾化过程中注意观察患者反应。

【处理措施】

1. 患者出现临床症状时，立即终止雾化吸入。
2. 建立静脉通道，协助医生进行治疗，遵医嘱应用抗过敏药物，如地塞米松等。

3. 密切观察生命体征及病情变化。

二、感染

【临床表现】

1. 肺部感染　不同程度高热、肺部啰音、肺部X线片见炎症改变、痰细菌培养阳性等。

2. 口腔感染　多为真菌感染，舌头或口腔内壁可出现黄色或白色斑点，患者自觉疼痛，拒绝进食。

【预防措施】

1. 雾化治疗结束后，清洗雾化罐、口含嘴及管道，再用500PPM的含氯消毒液浸泡消毒，再洗净、晾干备用。

2. 使用一次性口含嘴；氧气雾化治疗时，雾化器专人专用，用后清洗。

【处理措施】

1. 肺部感染者遵医嘱使用抗菌药物治疗。

2. 口腔真菌感染需注意口腔卫生，进行局部治疗：如用2%～4%碳酸氢钠溶液漱口等。

三、呼吸困难

【临床表现】

1. 胸闷、呼吸困难、不能平卧。

2. 口唇及颜面发绀。

3. 患者呈痛苦面容，烦躁、大汗等。

【预防措施】

1. 选择合适的雾化器，指导患者选择合适的体位。

2. 雾化过程中持续吸氧。

3. 控制雾化吸入的时间，及时清理痰液，以免阻塞呼吸道。

【处理措施】

1. 一旦出现呼吸困难，协助患者取半坐卧位或坐位，以利呼吸，暂停雾化吸入并报告医生。

2. 拍背、鼓励患者咳嗽排痰，保持呼吸道通畅。

3. 必要时负压吸痰。
4. 密切观察病情变化。

四、缺氧及二氧化碳潴留

【临床表现】

1. 患者诉胸闷、气短。
2. 呼吸浅快、皮肤黏膜发绀、心率加快、血压升高。
3. 血气分析示氧分压降低、二氧化碳分压升高。

【预防措施】

1. 雾化吸入治疗前对患者病情进行评估。
2. 氧气雾化吸入时适当加温，避免因吸入低温气体引起呼吸道痉挛。
3. 雾化的同时给予吸氧。
4. 婴幼儿雾化时雾量宜小，约为成人的1/3～1/2，且以面罩吸入为佳。

【处理措施】

1. 出现缺氧及二氧化碳潴留时，应立即停止雾化吸入，加大氧流量，嘱患者深呼吸。
2. 严密观察患者病情变化，遵医嘱酌情处理。

五、呼吸暂停

【临床表现】

突然出现呼吸困难、皮肤及黏膜发绀，严重者可致呼吸、心搏骤停。

【预防措施】

1. 使用抗菌药物或生物制剂雾化吸入前应详细询问患者过敏史，雾化吸入过程中要严密观察，防止因过敏引起支气管痉挛。
2. 首次雾化或年老体弱者先用低挡，待适应后再逐渐增加雾量。
3. 超声雾化前将机器预热3分钟；氧气雾化吸入时可在雾化器外用热毛巾包裹，避免低温气体刺激气道。

【处理措施】

出现呼吸暂停应立即予以呼吸气囊加压给氧，心搏骤停者行心肺复苏；同时报告医生，进行抢救。

六、呃逆

【临床表现】

呃逆是一侧或双侧膈肌的阵发性痉挛，伴有吸气期声门突然关闭，发出短促的特别声音。

【预防措施】

雾化吸入时雾量可适当调小。

【处理措施】

1. 与患者交谈与治疗无关且引起情绪激动的话题，分散患者注意力，终止呃逆。
2. 快速饮冷水或刺激咽部，设法停止呃逆。
3. 经上述处理无效，遵医嘱使用氯丙嗪或甲氧氯普胺（胃复安）等药物治疗。

七、哮喘发作和加重

【临床表现】

雾化吸入过程中或雾化吸入停止后短时间内，患者出现喘息或喘息加重，口唇、颜面发绀，听诊双肺有哮鸣音。

【预防措施】

1. 哮喘持续状态的患者行雾化吸入时雾量不宜过大、时间不宜过长。
2. 雾化时对雾化液适当加温。

【处理措施】

1. 发生哮喘立即停止雾化吸入，取半坐卧位，予氧气吸入。
2. 保持呼吸道通畅，及时清理气道分泌物。
3. 遵医嘱用药，并密切观察病情变化及用药反应。
4. 经上述处理病情不能缓解、缺氧严重者，应予以气管插管、辅助通气。

第二节　氧气雾化吸入技术操作并发症的预防及处理

氧气雾化吸入法是利用高速氧气气流，使药液形成雾状，随吸气进入呼吸道的方法。其基本原理是借助高速气流通过毛细管时在管口产生负压，将药液由邻近的小管吸出；所吸出的药液又被毛细管口高速的气流撞击成细小的雾滴，呈气雾喷出。

氧气雾化吸入技术操作并发症的主要临床表现、预防及处理措施同超声雾化吸入。

（刘　娟）

第七章
吸痰技术操作并发症的预防及处理

吸痰法是指经口、鼻腔、人工气道将呼吸道的分泌物吸出，以保持呼吸道通畅，预防吸入性肺炎、肺不张、窒息等并发症的一种方法。临床上主要用于年老体弱、危重、昏迷、麻醉未清醒前等各种原因引起的不能有效咳嗽、排痰者。吸痰法可能出现的并发症包括：低氧血症、呼吸道黏膜损伤、感染、心律失常、阻塞性肺不张、气道痉挛等。

一、低氧血症

【临床表现】

其临床表现因缺氧程度的不同而有所差别。

1. 轻度缺氧时表现为呼吸加深加快，心率加快，血压升高，肢体协调动作差等。

2. 中度缺氧时表现为疲劳，精细动作失调，注意力减退，反应迟钝，思维紊乱。

3. 严重缺氧时表现为头痛、发绀、眼花、恶心、呕吐、耳鸣、全身发热，不能自主运动和说话，很快出现意识丧失、心跳减弱、血压下降、抽搐、张口呼吸甚至呼吸停止，继而心脏停搏，甚至死亡。

【预防措施】

1. 吸痰时密切观察患者心率、血压和血氧饱和度的变化，及时发现患者缺氧的症状。

2. 吸痰过程中尽量避免造成患者缺氧。

（1）吸痰管口径的选择要适当，使其既能够将痰液吸出，又不会阻塞气道。成人一般选用12~14号吸痰管；婴幼儿多选用10号；新生儿常选用6~8号，如从鼻腔吸引尽量选用6号。有气管插管者，可选用外径小于1/2气管插管内径的吸痰管。

（2）吸痰前后给予高浓度氧，进行机械通气的患者可给予100%纯氧5分钟，以提高血氧浓度。

（3）吸痰管不宜反复刺激气管隆嵴处，避免引起患者剧烈咳嗽；不宜深入至支气管处，否则易堵塞呼吸道。

（4）吸痰过程中患者若有咳嗽，可暂停操作，让患者将深部痰液咳出后再继续吸痰。

（5）每次吸痰时间小于15秒。若痰液一次未吸净，可暂停3～5分钟再次抽吸。

3. 及时吸痰，避免痰多引起气道堵塞，造成低氧血症。

【处理措施】

对于出现低氧血症者，应立即停止吸痰并加大吸氧流量或给予面罩加压吸氧，酌情适时静脉注射阿托品、氨茶碱、地塞米松等药物，必要时进行机械通气。

二、呼吸道黏膜损伤

【临床表现】

1. 口腔黏膜受损可见表皮破溃，甚至出血。

2. 气道黏膜受损可吸出血性痰；纤维支气管镜检查可见受损处黏膜糜烂、充血肿胀、渗血甚至出血。

【预防措施】

1. 使用优质、前端钝圆并有多个侧孔、后端有负压调节孔的吸痰管，吸引前先蘸无菌蒸馏水或生理盐水使其润滑。

2. 每次吸痰前调节合适的吸引负压。一般成人40.0～53.3kPa，儿童<40.0kPa，婴幼儿13.3～26.6kPa，新生儿<13.3kPa。在吸引口腔分泌物时，通过手控制负压孔，打开、关闭反复进行，直至吸引干净。

3. 吸痰管插入的长度为患者有咳嗽或恶心反应即可，有气管插管者，则超过气管插管1～2cm，避免插入过深损伤黏膜。

4. 插入吸痰管时应动作轻柔，特别是从鼻腔插入时，不可蛮插，不要用力过猛；禁止带负压插管；抽吸时，吸痰管必须旋转向外拉，严禁提插。

5. 对于不合作的患儿，告知家属吸痰的必要性，取得家属的合作；固定好患儿的头部，避免头部摇摆。对于烦躁不安和极度不合作者，吸痰前可酌情予以镇静。

【处理措施】

1. 发现患者口腔黏膜糜烂、渗血等，可用复方氯己定含漱液（或硼砂漱口液）、过氧化氢（双氧水）、碳酸氢钠洗口以预防感染。发现患者牙齿松动时，应及时提醒医生处置，以防松动的牙齿脱落引起误吸。

2. 鼻腔黏膜损伤者，可外涂四环素软膏。

3. 发生气管黏膜损伤时，可用生理盐水加庆大霉素或阿米卡星（丁胺卡那霉素）等抗菌药物进行超声雾化吸入。

三、感染

【临床表现】

1. 口鼻局部黏膜感染时，出现局部黏膜充血、肿胀、疼痛，有时有脓性分泌物。

2. 肺部感染时出现寒战、高热、痰量增多、黏液痰或脓痰，听诊肺部有湿啰音，X线检查可发现散在或片状阴影，痰培养可找到致病菌。

【预防措施】

1. 吸痰时严格遵守无菌技术操作原则。

（1）吸痰管及用物固定专人使用，放置有序。

（2）使用无菌吸痰管，使用前认真检查是否过期、外包装有无破损等。

（3）准备两套吸痰管，一套用于吸气管内分泌物，一套用于吸口腔及鼻咽腔分泌物，两者不能混用。如用一条吸痰管，则应先吸气管内的痰，后吸口、鼻腔分泌物。

（4）吸痰前洗手，戴无菌手套，吸痰管一次性使用，冲洗吸痰管液用生理盐水或灭菌蒸馏水，注明口腔、气道。冲洗液8小时更换1次。

（5）吸引瓶内吸出液应及时更换，不超过其高度的70%～80%。

2. 加强口腔护理，防止感染。一般常规使用生理盐水和1：2000醋酸氯己定溶液进行口腔护理。

3. 吸痰所致的感染几乎都发生在呼吸道黏膜损伤的基础上，所有防止呼吸道黏膜损伤的措施均适合于防止感染。

【处理措施】

1. 疑似感染者应及时留取标本进行培养。出现全身感染时行血培养；肺部感染时行痰培养，做药物敏感试验，根据药敏试验结果选择抗菌药物静脉用药。

2. 痰液黏稠者，应用生理盐水40ml加庆大霉素8万U、糜蛋白酶4000U行雾化吸入，每天3次，必要时根据患者的症状给予地塞米松或氨茶碱，以便稀释痰液，易于排痰或吸痰。

3. 当培养出致病菌时，可根据药敏试验结果，选择适当的含漱液进行口腔护理。

四、心律失常

【临床表现】

1. 轻者可无症状，重者可影响血流动力学而致乏力、头晕等症状。

2. 原有心绞痛或心力衰竭患者可因此而诱发或加重病情。

3. 听诊心律不规则，脉搏触诊呈间歇性缺如；严重者可致心搏骤停，确诊有赖于心电图检查。

【预防措施】

因吸痰所致的心律失常几乎都发生在低氧血症的基础上，所有防止低氧血症的措施均适用于预防心律失常。

【处理措施】

1. 如发生心律失常，立即停止吸痰，退出吸痰管，并给予吸氧或加大吸氧浓度。

2. 一旦发生心搏骤停，立即施行准确有效的胸外心脏按压，开放静脉通道，同时准备行静脉或心内注射肾上腺素等复苏药物。持续心电监测，准备好电除颤器、心脏起搏器，心率恢复后予以降温措施行脑复苏。

五、阻塞性肺不张

【临床表现】

1. 肺不张的临床表现　轻重不一。急性大面积的肺不张可有胸闷、呼吸困难、干咳、发绀等；合并感染时，可伴有患侧胸痛、喘鸣、发热、脓痰；缓慢发生的肺不张或小面积肺不张可无症状或症状轻微。

2. 胸部体格检查　示病变部位胸廓活动减弱或消失，气管和心脏向患侧移位，叩诊呈浊音至实音，呼吸音减弱或消失。

3. 肺不张的X线表现　包括直接征象：一侧肺、一个肺叶透光度减低呈致密影，且容积变小；间接征象：正常肺组织代偿性膨胀过度，血管纹理稀疏，纵隔、心脏、气管向患侧移位。

【预防措施】

1. 吸痰前根据患者的年龄、痰液的性质选择型号合适的吸痰管；调试负压至合适的大小，避免负压过大。

2. 吸痰操作过程　应注意：

（1）每次操作最多吸引3次，每次持续不超过15秒。

（2）采用间歇吸引的办法：拇指交替按压和放松吸引导管的控制口，可以减少对气道的刺激。

（3）拔出吸引管时应边旋转边退出，使分泌物脱离气管壁，可以减少肺不张和气道痉挛。

（4）吸痰过程中必须注意观察吸引管是否通畅，防止无效吸引。

3. 加强肺部体疗　每1～2小时协助患者翻身1次，翻身的同时给予自下而上、自边缘而中央的叩背体疗，使痰液排出。翻身时可以仰卧—左侧卧—仰卧—右侧卧来交替翻身，使痰液易于通过体位引流进入大气道，防止痰痂形成，阻塞气道。

4. 痰液黏稠时可利用超声雾化吸入法湿化气道、稀释痰液。

【处理措施】

1. 给予吸氧，必要时予以机械通气。

2. 确诊为肺不张的患者，应使患侧处于最高位，以利于引流；进行适当物理治疗；鼓励患者咳嗽和深呼吸。

3. 上述措施无效时，需借助纤维支气管镜对肺不张的部位进行检查，对阻塞部位进行吸引、冲洗，使不张的肺重新充气。

4. 阻塞性肺不张常合并感染，需根据病情和培养结果合理选用抗菌药物。

六、气道痉挛

【临床表现】

呼吸困难、喘鸣和咳嗽。

【预防措施】

为防止气道痉挛，对高度敏感的患者，可遵医嘱于吸引前少量滴入1%利多卡因，也可给予组胺拮抗剂如氯苯那敏（扑尔敏）4mg口服，每天3次。

【处理措施】

气道痉挛发作时，应暂停气道吸引，给予α受体激动剂吸入。

（卿春华）

第八章
口腔护理法操作并发症的预防及处理

　　口腔护理是医务人员协助因疾病不能自行口腔清洁的患者进行口腔保健，以保持患者口腔清洁、舒适，预防口腔感染等并发症的一种护理方法。口腔护理可去除口臭、牙垢，增进食欲，保证患者舒适；还可通过观察口腔黏膜的情况，及时发现异常，为病情变化提供信息。临床上做好口腔护理对患者十分重要，但在口腔护理过程中，由于患者的体质或医务人员的操作等原因，可能出现恶心、呕吐、口腔黏膜损伤、口腔及牙龈出血、窒息、口腔感染、吸入性肺炎等并发症。

一、恶心、呕吐

【临床表现】

　　1. 恶心可能出现在操作过程中，患者突然出现上腹不适，欲吐的感觉并伴有迷走神经兴奋的症状，如皮肤苍白、流涎、出汗、血压降低及心动过缓等。

　　2. 呕吐物为胃及部分肠内容物。

【预防措施】

　　擦洗时动作要轻柔，擦舌部和软腭时不要触及咽喉部，以免引起恶心。

【处理措施】

　　暂停操作，嘱患者放松。

二、口腔黏膜损伤

【临床表现】

　　1. 口腔黏膜充血、水肿、炎症、溃疡形成。

2. 严重者出血、脱皮、坏死组织脱落。

3. 患者感到口腔疼痛。

【预防措施】

1. 为患者进行口腔护理时，动作要轻柔，不要使血管钳或棉签的尖部直接与患者的口腔黏膜接触。

2. 正确使用开口器，操作者从患者的臼齿处放入，并套以橡皮套或布套，牙关紧闭者不可使用暴力使其张口。

3. 选择温度适宜的漱口液，使用过程中，加强对口腔黏膜的观察。

【处理措施】

1. 有口腔黏膜损伤者，应用朵贝尔液、呋喃西林液或0.1%～0.2%过氧化氢含漱。

2. 如有口腔溃疡疼痛时，溃疡面用西瓜霜喷敷，必要时用2%利多卡因喷雾止痛或将醋酸氯己定（洗必泰）漱口液用注射器直接喷于溃疡面，每天3～4次预防感染。

三、口腔及牙龈出血

【临床表现】

1. 在口腔护理操作过程中，可见唾液中带血丝，或牙龈持续性出血，一般在停止刺激后出血自行停止。

2. 轻微刺激引起牙龈大量出血不止常见于出凝血功能障碍患者。

【预防措施】

1. 进行口腔护理时，动作要轻柔、细致，特别对凝血机制差、有出血倾向的患者，擦洗过程中，要防止碰伤黏膜及牙龈。

2. 正确使用开口器，应从患者臼齿处放入，牙关紧闭者不可使用暴力强行使其张口，以免造成损伤，引起出血。

【处理措施】

1. 少量、轻度出血予冷盐水漱口。

2. 若口腔及牙龈出血不止时，首先采用局部止血如明胶海绵、牙周袋内碘酚烧灼或加明胶海绵填塞；然后敷盖牙周塞治疗剂。

3. 严重持久出血给予止血剂静脉或肌内注射，同时针对原发疾病进行治疗。

四、窒息

【临床表现】

1. 窒息患者起病急，轻者出现呼吸困难、缺氧、面色发绀等。

2. 重者出现面色苍白、四肢厥冷、大小便失禁、抽搐、昏迷，甚至呼吸停止。

【预防措施】

1. 操作前后清点棉球，每次擦洗时只能夹一个棉球，以免遗漏棉球在口腔，操作结束后，认真检查口腔内有无遗留物。

2. 认真评估，检查有无义齿；昏迷患者，操作前仔细检查牙齿有无松动、脱落等。如为活动义齿，操作前取下存放于有标记的冷水杯中。

3. 对于兴奋、躁动、行为紊乱的患者尽量在其较安静的情况下进行口腔护理，且操作时最好取坐位。

4. 昏迷、吞咽功能障碍的患者，应采取侧卧位，此类患者禁止漱口且棉球不宜过湿。

5. 夹取棉球宜使用弯止血钳，不易松脱。

【处理措施】

1. 如患者出现窒息，应迅速有效清除吸入的异物，及时解除呼吸道梗阻。采用一抠、二转、三压、四吸的方法。"一抠"即用中、示指从患者口腔中抠出或用血管钳取出异物，这是最迅速有效的办法。"二转"即将患者倒转180°，头面部向下，用手拍击背部，利用重力作用使异物滑落。"三压"是让患者仰卧，用拳向上推压其腹部，或让患者站立或坐位，从身后将其拦腰抱住，一手握拳顶住其上腹部，另一手握住此拳，以快速向上的冲力反复冲压腹部，利用空气压力将异物冲出喉部，如果让腹部对准椅背或桌角用力向上挤压，效果更佳，但应注意避免腹腔内脏器，尤其是肝脏挤压伤。"四吸"即利用吸引器负压吸出阻塞的痰液或液体物质。

2. 如果异物已进入气管，患者出现呛咳或呼吸受阻，先用粗针头在环状软骨下1~2cm处刺入气管，以争取时间行气管插管，在纤维支气管镜下取出异物，必要时行气管切开术解除呼吸困难。

五、口腔感染

【临床表现】

1. 轻度感染 溃疡发生在舌前1/2处，独立溃疡少于3个，溃疡面直径

<0.3cm，无渗出物，边缘整齐，有疼痛感，可进低温饮食。

2. 中度感染　舌体有多处溃疡，大小不等，溃疡面直径<0.5cm，可融合成片，并见炎性渗出物，边缘不规则，有浸润现象，疼痛厉害，常伴颌下淋巴结肿大，进食受限。

3. 重度感染　溃疡面直径>0.5cm，弥漫全舌、上腭、咽弓、牙龈，颊部充血肿胀、糜烂，张口流涎、疼痛剧烈并烧灼感，舌肌运动障碍、进食严重受限。

【预防措施】

1. 操作时避免引起口腔黏膜损伤、口腔及牙龈出血的发生。

2. 严格执行无菌操作原则及有关预防交叉感染的规定。

3. 认真、仔细擦洗，不使污物或残渣留于齿缝内，以确保患者口腔清洁。

4. 操作前后注意观察口唇、口腔黏膜、舌、牙龈等处有无充血、水肿、出血、糜烂，及时采取治疗护理措施。

5. 清醒患者选用软毛牙刷刷牙，血小板低下或牙龈肿胀糜烂时，禁用牙刷刷牙，改用漱口液含漱。

6. 加强营养，增强机体抵抗力。

【处理措施】

1. 表浅溃疡　可予西瓜霜喷剂喷或涂口腔。

2. 溃疡较深较广者　除加强护理外，应根据感染类型予相应药液和生理盐水冲洗、漱口，以加快溃疡面的修复。例如，对口腔真菌感染者可选用碳酸氢钠漱口液；铜绿假单胞菌感染选用0.1%醋酸溶液；厌氧菌感染用0.08%甲硝唑溶液；普通细菌感染用0.02%呋喃西林溶液等。

3. 疼痛较剧烈者　可在漱口液内或局部用药中加普鲁卡因减轻疼痛。

六、吸入性肺炎

【临床表现】

1. 发热、咳嗽、咳痰、气促、胸痛等。

2. 叩诊呈浊音，听诊肺部有湿啰音。

3. 胸部X线片可见斑片状阴影。

【预防措施】

1. 为昏迷患者进行口腔护理时，患者取去枕平卧位，将头偏向一侧，防止漱口液流入呼吸道。

2. 用于口腔护理的棉球要拧干，不应过湿。

3. 昏迷患者不可漱口，以免引起误吸。

【处理措施】

1. 遵医嘱选择合适的抗菌药物积极抗感染治疗。

2. 结合相应的临床表现采取对症处理，如高热可用物理降温或用小量退热剂；呼吸困难、发绀可给氧气吸入；咳嗽、咳痰可用镇咳祛痰剂。

（欧尽南）

第九章
导尿术操作并发症的预防及处理

导尿术是用无菌导尿管自尿道插入膀胱放出尿液的方法，是在泌尿系统腔道中使用的逆行性操作，通常用于泌尿系统和非泌尿系统疾病的诊断和治疗。导尿术操作并发症主要包括尿道黏膜损伤、尿路感染、尿道出血或血尿、虚脱、暂时性功能障碍、尿道假性通道形成、尿潴留、后尿道损伤、导尿管拔除困难、膀胱结石、引流不畅、尿道瘘等。

一、尿道黏膜损伤

【临床表现】

尿道外口出血，有时伴血块；尿道内疼痛，排尿时加重，伴局部压痛；部分患者有排尿困难甚至发生尿潴留；严重损伤时，可有会阴血肿、尿外渗，甚至直肠瘘；并发感染时，出现尿道流脓或尿道周围脓肿。

【预防措施】

1. 插管前常规润滑导尿管，尤其是气囊处的润滑，以减少插管时的摩擦力；操作时手法轻柔，插入速度要缓慢，切忌强行插管。

2. 对于尿路不全梗阻的患者，导尿前可先用少许润滑止痛胶润滑软管尖端及尿道外口，再轻柔地将尖嘴插入尿道，拇指用力一次性推压，促使软管内胶液进入尿道并达到尿道膜部，退出软管尖嘴后，以左手拇指、示指、中指三指加压关闭尿道外口1~2分钟。亦可用去除针头的注射器将润滑剂注入尿道口，或在导尿管后端接润滑剂注射器，边插边注射润滑剂，易获成功。

3. 对于前列腺增生患者遇插管有阻力时，将预先吸入注射器的灭菌液状石蜡5～10ml从导尿管末端快速注入（插管者用左手将阴茎提起与腹壁成60°角，右手稍用力将液状石蜡注入），同时借助其润滑作用将导尿管迅速插入，即可顺利通过增生部位。

4. 选择粗细合适，质地软的导尿管。

5. 插管时延长插入长度，见尿液流出后继续前进5cm以上，充液后再轻轻拉至有阻力感处，一般为2～3cm，这样可避免导尿管末端进入膀胱，球囊充液膨胀而压迫膀胱黏膜，损伤后尿道。

6. 耐心解释，如患者精神过度紧张，可遵医嘱插管前肌内注射地西泮（安定）10mg，阿托品0.5～1mg，待患者安静后再进行插管。

【处理措施】

导尿所致的黏膜损伤，轻者无需处理或经止血镇痛等对症治疗即可痊愈。偶有严重损伤者，需要尿路改道、尿道修补等手术治疗。

二、尿路感染

【临床表现】

主要症状为尿频、尿急、尿痛，当感染累及上尿道时可有寒战、发热，尿道口可有脓性分泌物。尿液检查可有红细胞、白细胞，细菌培养可见阳性结果。

【预防措施】

1. 严格无菌操作，动作轻柔，避免损伤尿道黏膜，保持会阴部清洁，每天2次用0.5%聚维酮碘清洗外阴，每次大便后应清洗会阴和尿道口，鼓励患者多饮水，无特殊禁忌时，每天饮水量在2000ml以上。

2. 尽量避免留置导尿管，尿失禁者可用吸水会阴垫和假性导尿，必须留置导尿时，尽量缩短留置时间，若需长时间留置，可采取耻骨上经皮穿刺置入导尿管导尿或行膀胱造瘘。

3. 对需要长期留置导尿管的患者应定时夹管开放，训练膀胱的功能，引流装置低于膀胱位置，也可使用防逆流的储尿器，防止尿液逆流。

【处理措施】

当尿路感染发生时，必须尽可能拔除导尿管，并根据病情采用合适抗菌药物进行治疗。

三、尿道出血、血尿

【临床表现】

尿道疼痛，尿液外观为洗肉水样或有血凝块从尿道流出或滴出；尿液显微镜检查红细胞数每高倍镜视野多于5个。

【预防措施】

1. 长期留置导尿管的患者，应采取间断放尿的方法，以减少导尿管对膀胱的刺激。

2. 气囊内注入液体要适量，以5～15ml为宜，防止牵拉变形进入尿道。引流管应留出足以翻身的长度，防止患者翻身时过于牵拉导尿管，导致尿道口内附近黏膜及肌肉损伤。

3. 定期更换导尿管及集尿袋，并行膀胱冲洗及使用抗菌药物以预防泌尿系统感染。

4. 导尿所致的尿道出血几乎都发生在尿道黏膜损伤的基础上，所有防止尿道黏膜损伤的措施均适合于防止尿道出血。

5. 凝血机制严重障碍的患者，导尿术前应尽量予以纠正凝血功能。

6. 对有尿道黏膜充血、水肿的患者尽量选择口径较小的导尿管，插管前充分做好尿道润滑，操作轻柔，尽量避免损伤。

7. 插入导尿管后，放尿不宜过快，第一次放尿不超过1000ml。

【处理措施】

镜下血尿一般不需特殊处理，如血尿较为严重，可适当使用止血药。

四、虚脱

【临床表现】

头晕、面色苍白、心悸、出汗、乏力、眼花、耳鸣、心率加快、脉搏细弱、血压下降，严重者意识丧失。

【预防措施】

对膀胱高度膨胀且又极度虚弱的患者，第一次放尿不应超过1000ml。

【处理措施】

1. 发现患者虚脱，应立即取平卧位或头低足高位。

2. 嘱其饮用温开水或糖水，并用手指掐人中、内关、合谷等穴位，或是针刺合谷、足三里等。

3. 如经上述处理无效，应及时建立静脉通道，并立刻通知医生抢救。

五、暂时性功能障碍

【临床表现】

男性性功能障碍如阳痿、早泄、不射精、逆行射精、性欲低下、性欲亢进等，均可见于导尿后，但属少见情况。

【预防措施】

1. 导尿前反复向患者做好解释工作，使患者清楚导尿本身并不会引起性功能障碍。

2. 熟练掌握导尿技术，动作轻柔，避免发生其他并发症。

【处理措施】

一旦发生性功能障碍，给予心理辅导，如无效，请男性病科医生给予会诊治疗。

六、尿道假性通道形成

【临床表现】

尿道疼痛、尿道口溢血。尿道镜检发现假性通道形成。

【预防措施】

1. 插入导尿管时手法要缓慢轻柔，并了解括约肌的部位，当导尿管前端到达此处时，稍稍停顿，再继续插入，必要时可向尿道内注入2%利多卡因。

2. 严格掌握夹管开放的时间，开放次数为4～6小时1次，每天不超过6次，避免膀胱过度充盈，每次放尿液时膀胱容量不得超过500ml。

【处理措施】

已形成假性通道者，必须进行尿道镜检查，借冲洗液的压力找到正常通道，然后向膀胱内置入一导丝，在导丝引导下将剪去头部的气囊导尿管送入膀胱，保留2～3周，待假通道愈合后再拔除，以防尿道狭窄。

七、后尿道损伤

【临床表现】

下腹部疼痛、血尿、排尿困难及尿潴留、导尿管堵塞等。

【预防措施】

尿道长短变化较大，与身高、体型、阴茎长短有关，老年前列腺肥大者后尿道延长，因此导尿管插入见尿后应再向前送8~10cm，注水后向外牵拉导尿管使其后退2~3cm比较安全。

【处理措施】

一旦发生后尿道损伤，如采用的是不带气囊的导尿管，应尽早重新插入气囊导尿管，以便牵拉止血或作为支架防止尿道狭窄。后尿道损伤早期，局部充血、水肿尚不明显，在尿道黏膜麻醉及充分润滑下重新插管，一般都能顺利通过。

八、尿潴留

【临床表现】

患者有尿意，但无法排出。严重时下腹疼痛难忍，膀胱明显充盈胀大。

【预防措施】

1. 长期留置导尿管者，采用个体化放尿的方法：即根据患者的尿意和（或）膀胱充盈度决定放尿时间。
2. 尽可能早地拔除导尿管。
3. 对于留置导尿的患者，除观察尿色尿量外，还应定时检查患者膀胱区有无膨胀情况。

【处理措施】

1. 手术后早期下床，提供排尿环境，听流水声，用温水冲洗外阴部或小腹部热敷、按摩。
2. 去除导尿管后及时做尿分析及培养，对有菌尿或脓尿的患者使用对致病菌敏感的抗菌药物，对尿路刺激症状明显者，可口服碳酸氢钠以碱化尿液。
3. 如患者两周后仍有尿潴留，可选用氯贝胆碱（乌拉胆碱）、酚苄明等药物治疗。
4. 经上述措施，患者尿潴留仍无法解决，需导尿或重新留置导尿管。

九、导尿管拔除困难

【临床表现】

抽不出气囊内气体或液体，拔除导尿管时，患者感尿道疼痛，常规方法不能顺利拔出导尿管。

【预防措施】

1. 选择合适的导尿管，导尿前认真检查气囊的注、排气情况。

2. 尽量让患者多饮水，每天1500～2500ml；每次放尿前要按摩下腹部或让患者翻身，使沉渣浮起，利于排出。还可使用超滑导尿管，减少尿垢沉积。

【处理措施】

1. 女性患者可经阴道固定气囊，用麻醉套管针头刺破气囊，拔出导尿管。

2. 气囊腔堵塞致导尿管不能拔出，可由泌尿科医生于尿道口处剪断导尿管，如气囊腔堵塞位于尿道口以外的尿管段，气囊内的水流出后即可顺利拔出，用指压迫气囊有助于排净气囊内水；如气囊腔因阀门作用，只能注入而不能回抽，则可强行注水涨破气囊，或在B超引导下行耻骨上膀胱穿刺，用细针刺破气囊拔出导尿管。

3. 采用输尿管导管内置导丝经气囊导管插入刺破气囊将导尿管拔出，这种导丝较细，可以穿过橡皮堵塞部位刺破气囊壁，使囊液流出从而拔出尿管，在膀胱充盈状态下对膀胱无损伤。

4. 对于精神极度紧张者，要稳定患者情绪，适当给予镇静剂，使患者尽量放松，或给予阿托品解除平滑肌痉挛后再尝试拔出。

十、尿道狭窄

【临床表现】

排尿不畅，尿流变细，排尿无力，甚至引起急性或慢性尿潴留。合并感染时出现尿频、尿急、尿痛。

【预防措施】

1. 长期留置导尿管应定期更换，每次留置时间不应超过3周。

2. 选择导尿管不宜过粗。

3. 患者尿道口每天用0.5%聚维酮碘清洗1～2次，保持引流通畅，膀胱每天冲洗1～2次。鼓励患者多饮水，增加尿量冲洗膀胱，每天更换1次引流袋，及时倒尿，同时注意观察尿液颜色、性状，发现异常及时报告医生。

【处理措施】

已出现尿道狭窄者，行尿道扩张术。

十一、引流不畅

【临床表现】

无尿液引出或尿液引出减少，导致不同程度尿潴留。

【预防措施】

1. 留置导尿管期间应指导患者活动，心、肾功能无明显异常者，应鼓励多饮水，成人饮水量每天1500～2000ml。

2. 长期留置导尿者，每天行膀胱冲洗1次，每月更换导尿管1次。

3. 引流袋放置不宜过低，导尿管不宜牵拉过紧，中间要有缓冲的余地。

【处理措施】

1. 用导尿管附带的塑料导丝疏通引流腔，如仍不通畅，则需更换导尿管。

2. 导尿管在膀胱内"打结"，可在超声引导下用细针刺破气囊，套结自动松解后拔出导尿管。

3. 导尿管折断者，可经尿道口用异物钳完整取出。

4. 有膀胱痉挛者，可嘱其口服溴丙胺太林（普鲁本辛）或颠茄合剂等解痉药物。

十二、膀胱结石

【临床表现】

排尿时疼痛，常有终末血尿，少见大量全血尿；排尿时尿流突然中断，尿频。

【预防措施】

1. 长期留置导尿管应定期更换，每次留置时间不应超过3周，长期卧床者应多喝水并定期行膀胱冲洗。

2. 插管前仔细检查导尿管及气囊，并注水观察气囊容量。

3. 导尿管滑脱时应仔细检查气囊是否完整，以免异物残留于膀胱，形成结石核心。

【处理措施】

1. 因留置导尿管而形成的膀胱结石，多为感染性结石，其生长速度比较快，所以比较松散，运用各种碎石方法效果均良好。

2. 如结石大于4cm者，可行耻骨上膀胱切开取石术。

十三、尿道瘘

【临床表现】

局部疼痛，尿液外渗至阴囊、皮下等。

【预防措施】

1. 截瘫患者应尽早采用间歇导尿以预防尿道压疮的发生。

2. 对于俯卧位者，将气囊导尿管用胶布固定于下腹一侧，以避免在尿道耻骨前弯处形成压疮。

【处理措施】

已形成尿道瘘者，可采用外科手术修补。

第二节　膀胱冲洗法操作并发症的预防及处理

膀胱冲洗是利用导尿管，将溶液灌入到膀胱内，再借用虹吸原理将灌入的液体引流出来的方法。目的是保持留置导尿管患者的尿液引流通畅，清除膀胱内的血凝块、黏液、细菌等异物，预防感染的发生。治疗某些膀胱疾病，如膀胱炎、膀胱肿瘤等。膀胱冲洗法操作不当常见的并发症有感染、血尿、膀胱刺激征、膀胱痉挛和膀胱麻痹等。

一、感染

【临床表现】

排尿时尿道烧灼感，常有尿急、尿频、尿痛、排尿不畅、下腹部不适等膀胱刺激症状，急迫性尿失禁，膀胱区压痛，尿常规检查可见脓尿、血尿，尿细菌培养阳性。

【预防措施】

1. 留置导尿管的时间尽可能缩短，尽可能不行膀胱冲洗。

71

2. 如有必要膀胱冲洗时应严格遵守无菌操作原则。

3. 密切观察冲洗情况，使冲洗管的位置高于患者膀胱位置约15～20cm。

【处理措施】

必要时局部或全身使用抗菌药物。

二、血尿

【临床表现】

尿外观呈洗肉水样，甚至有血凝块，尿常规每高倍镜视野红细胞多于5个。

【预防措施】

1. 参见本章第一节尿道出血、血尿的预防措施。

2. 每次灌注的冲洗液以200～300ml为宜，停留时间以5～10分钟为宜。

【处理措施】

参见本章第一节尿道出血、血尿的处理措施。

三、膀胱刺激征

【临床表现】

患者出现尿频、尿急、尿痛等症状。

【预防措施】

1. 遇寒冷气候，冲洗液应加温至38～40℃，以避免刺激膀胱。

2. 碱化尿液对缓解症状有一定作用。

【处理措施】

如由感染引起，给予适当的抗感染治疗。

四、膀胱痉挛

【临床表现】

膀胱区或尿道阵发性痉挛性疼痛，肛门坠胀感，尿意强烈，导尿管旁有尿液涌出，患者焦躁不安。

【预防措施】

1. 做好心理护理，缓解患者的紧张情绪。术前向患者详细讲解疾病相关知识，使患者对疾病有充分的认识，同时保持一个良好的心态；术后引导患者转移注意力，以减轻患者的紧张。

2. 在病情允许的情况下尽早停止膀胱冲洗，使患者减轻痛苦。

3. 冲洗时密切观察，保持管道的通畅，注意冲洗液的温度（以20℃较为合适）和速度（每分钟80～120滴，每隔15～30分钟快速冲洗半分钟）以防对膀胱造成刺激而引起痉挛。

4. 术前选用光滑、组织相容性强、型号合适的硅胶导尿管。

【处理措施】

1. 必要时给予镇静剂、止痛剂以减轻患者痛苦。

2. 操作时动作要轻柔、技术娴熟，以减少对患者的刺激；酌情减少导尿管气囊内的气体（或液体），以减轻对膀胱三角区的刺激。

3. 教会患者应对膀胱痉挛的方法，如深呼吸法、屏气呼吸法等。

五、膀胱麻痹

【临床表现】

既往无排尿困难并排除尿路梗阻，拔除导尿管后患者意识清楚但不能自主排尿，出现明显的尿潴留症状和体征。

【预防措施】

1. 停用某些膀胱冲洗液，如呋喃西林冲洗液，改用温生理盐水冲洗膀胱。

2. 进行局部热敷、针灸等治疗。

【处理措施】

重新导尿，必要时留置导尿管。

（刘　晓）

第十章
洗胃操作并发症的预防及处理

洗胃法是利用向胃内灌注溶液的方法来排除胃内毒物或潴留食物，以达到解除患者痛苦，抢救患者生命的一种方法。主要用于：①除去胃内的有毒物质或刺激物，避免其被胃肠道吸收；②减轻胃黏膜水肿；③为某些手术或检查做准备。与洗胃技术相关的并发症很少，而规范的操作常能避免并发症的发生。可能发生的并发症包括：吸入性肺炎、窒息、急性胃扩张、胃穿孔、水电解质平衡失调（低钾血症、急性水中毒）、虚脱及寒冷反应、胃肠道感染、顽固性呃逆、咽喉或食管黏膜损伤、中毒加剧等。

一、吸入性肺炎

【临床表现】

1. 患者表现为呛咳，常咳出浆液样泡沫痰，带血或伴发热。

2. 肺部听诊闻及湿啰音。

【预防措施】

1. 洗胃时采用左侧卧位，头稍低偏向一侧，确保胃管在胃内，拔管时反折或夹住胃管出口端以防止反流。

2. 烦躁患者可视情况给予镇静剂。

3. 昏迷患者洗胃时宜谨慎，最好洗胃前行气管插管，将气囊充气，以避免胃液吸入呼吸道。

4. 洗胃过程中，保持灌入液量与抽出液量平衡，严密观察并记录洗胃出入液量。

5. 洗胃毕，协助患者多翻身、拍背，以利于痰液排出。有肺部感染迹象者及时应用抗菌药物。

【处理措施】

1. 发现误吸、胃内反流时，立即停止洗胃，取头低右侧卧位，立即通知医生紧急处理，用纤维支气管镜或气管插管将异物引出。同时采用呼气末加压呼吸支持。

2. 为避免左心室负担过重和胶体渗入肺间质，可使用利尿剂，必要时使用糖皮质激素。

3. 如合并感染，可根据医嘱选用敏感抗菌药物治疗，并监测生命体征。

二、窒息

【临床表现】

1. 患者表现为呕吐过程中突然出现躁动不安、呼吸困难、发绀、呛咳。

2. 严重者可致心搏骤停。

【预防措施】

1. 插管前在胃管上涂一层润滑剂，以减少对喉头的摩擦和刺激。

2. 患者取侧卧位，及时清除口腔及鼻腔分泌物，保持呼吸道通畅。

3. 熟练掌握胃管置入技术。胃管置入后，确认胃管在胃内后方可进行洗胃操作。确认胃管在胃内的方法一般包括：①抽吸胃液法；②听气过水声法；③观察有无气泡法。

4. 洗胃前备好氧气、吸引器、气管插管、呼吸机、心脏起搏等装置和设备。

【处理措施】

1. 发现窒息时，立即停止洗胃，患者取侧卧位，及时清除口腔及鼻腔分泌物。

2. 及时报告医生，进行心肺复苏及必要的抢救措施。

三、急性胃扩张

【临床表现】

胃区迅速膨隆或突起，呕吐反射消失，洗胃液吸出困难。

【预防措施】

1. 洗胃前准备好足量的洗胃液，以防洗胃过程中因洗胃液不足导致空气吸入胃内。

2. 食物中毒患者，洗胃前应先刺激咽喉部，加速催吐，以防食物阻塞胃管。

3. 昏迷患者采取小剂量灌洗更为安全可靠。

4. 洗胃过程中，严密观察并记录每次出入液体量，保持灌入液量与抽出液量平衡；吸出或注入洗胃液时压力适度；当抽吸无液体流出时，及时判断是胃管阻塞还是胃内液体抽空；严密观察病情变化，如神志、瞳孔、呼吸、血压及胃区是否膨隆等。

【处理措施】

1. 确认患者已发生急性胃扩张，协助患者取半坐卧位，将头偏向一侧，并查明原因。如因洗胃管孔被食物残渣堵塞引起，立即更换胃管重新插入将胃内容物吸出；如为洗胃过程中空气吸入胃内引起，则应用负压吸引将空气吸出。

2. 立即停止操作，并通知医生做相应处理，清醒患者发生急性胃扩张时可行催吐，以促进胃内液体排出。

四、胃穿孔

【临床表现】

腹部隆起，撕裂样剧烈疼痛，并伴面色苍白、冷汗，洗出血性液体，脉搏细速，全腹压痛、反跳痛、腹肌紧张。腹部平片可发现膈下游离气体，腹部B超检查可见腹腔有积液。

【预防措施】

掌握洗胃禁忌证。服强酸强碱等腐蚀性药物的患者切忌洗胃，以免造成穿孔。根据毒物性状予以物理性对抗剂，如牛奶、豆浆、蛋清液、米汤等保护胃黏膜。

【处理措施】

1. 发生急性胃穿孔时，可先采用非手术治疗，行胃肠减压、输液及抗感染治疗。

2. 必要时紧急手术。

五、低钾血症

【临床表现】

低钾血症患者可出现恶心、呕吐、腹胀、神志淡漠和心电图改变，如T波低平或倒置，ST段降低，Q-T间期延长，U波出现等表现。

【预防措施】

1. 尽量使用等渗洗胃液。

2. 每次灌入量以300～500ml为宜，防止一次性注入太多液体使过多液体进入肠内。

3. 洗胃后常规检查血钾。

【处理措施】

1. 根据患者临床表现结合实验室检查，明确诊断后可酌情于洗胃后口服补达秀或10%枸橼酸钾口服溶液。

2. 必要时根据医嘱给予静脉补钾。

六、急性水中毒

【临床表现】

早期患者出现烦躁，神志由清醒转为嗜睡，重者出现球结膜水肿、呼吸困难、癫痫样抽搐、昏迷。肺水肿者出现呼吸困难、发绀、呼吸道分泌物增多等表现。

【预防措施】

1. 选用粗胃管，对洗胃液量大的患者常规使用脱水剂、利尿剂。

2. 洗胃过程中应严密观察病情变化，如神志、瞳孔、呼吸、血压及上腹部是否膨隆等。对洗胃时间相对长者，应在洗胃过程中常规查电解质水平，并随时观察有无眼球结膜水肿及病情变化等。

3. 对昏迷患者采用小剂量灌洗更为安全。洗胃时每次灌注液限为300～500ml，并保持灌洗出入平衡。

4. 为暂时无法弄清楚因何物引起的急性中毒患者洗胃时，最好先选用1000～1500ml温清水洗胃，再更换为0.9%～1%的温盐水洗胃至清亮无味为止，避免造成低渗体质致水中毒。

【处理措施】

1. 出现水中毒应及时处理，轻者禁水可自行恢复，重者立即给予3%～5%的高渗氯化钠溶液静脉滴注，及时纠正机体的低渗状态。

2. 出现脑水肿时，应及时应用甘露醇、地塞米松纠正。

3. 出现抽搐、昏迷者，立即用开口器、舌钳（纱布包缠）保护舌头，同时加用镇静药，加大吸氧流量，加用床栏保护患者，防止坠床。

4. 肺水肿严重、出现呼吸衰竭者，及时行气管插管，给予人工机械通气。

七、虚脱及寒冷反应

【临床表现】

患者面色苍白、口唇发绀、周身皮肤湿冷、寒战、脉搏细弱。

【预防措施】

1. 清醒患者洗胃前做好心理疏导，尽可能消除患者紧张恐惧的情绪，以取得合作，必要时加用适当镇静剂。

2. 洗胃液温度应控制在25～28℃之间。

【处理措施】

注意给患者保暖，及时更换浸湿衣物。

八、胃肠道感染

【临床表现】

洗胃后1天内出现恶心、呕吐、腹泻、发热。

【预防措施】

1. 洗胃机启用前应经过消毒。

2. 选用胃管、压舌板应为无菌物品，洗胃液清洁未被污染，其他辅助用物清洁。

【处理措施】

发生胃肠炎后及时应用抗菌药物。

九、顽固性呃逆

【临床表现】

喉间呃呃连声，持续不断，声短且频繁发作，令人不能自制。轻者数分钟或数小时，重者昼夜发作不停，严重影响患者的呼吸、休息、睡眠。

【预防措施】

洗胃液温度要适宜，以25～28℃为宜。

【处理措施】

1. 一旦发生呃逆，拇指轮流重按患者两侧攒竹穴，每侧每次按压一分钟，多能缓解。
2. 舌下含服硝苯地平（心痛定）10mg。
3. 必要时肌内注射盐酸氯丙嗪25～50mg。

十、咽喉及食管黏膜损伤或水肿

【临床表现】

口腔内可见血性分泌物，洗胃后1天诉咽喉疼痛，吞咽困难。

【预防措施】

1. 清醒的患者做好解释工作，尽量取得其配合。
2. 合理、正确使用开口器，操作必须轻柔，严禁动作粗暴。

【处理措施】

咽喉部黏膜损伤者，可予消炎药物雾化吸入；食管黏膜损伤者可适当使用制酸剂及黏膜保护剂。

十一、中毒加剧

【临床表现】

清醒患者意识逐渐变模糊，昏迷患者脉搏细速、血压下降等。

【预防措施】

1. 毒物的理化性质不明时，选用温清水洗胃。
2. 洗胃时先抽吸胃内浓缩的毒物后再灌注洗胃液，避免毒物被稀释后进入肠道内被吸收。

3. 保持灌入与抽出液量平衡，严格记录洗胃出入液量。

【处理措施】

立刻通知医生进行抢救，予以强心、升压治疗。

（谢美秀）

第十一章
灌肠法操作并发症的预防及处理

灌肠法是将一定量的液体由肛门经直肠灌入结肠，以帮助患者清洁肠道、排便、排气或由肠道给药，达到确定诊断和治疗目的的一种方法。

根据灌肠的目的可分为保留灌肠和不保留灌肠。根据灌入的液体量又可将不保留灌肠分为大量不保留灌肠和小量不保留灌肠。如为了达到清洁肠道的目的，而反复使用大量不保留灌肠，则为清洁灌肠。

第一节　大量不保留灌肠法操作并发症的预防及处理

大量不保留灌肠是指将大量的液体灌入肠道的操作方法，主要用于：①解除便秘、肠胀气。②清洁肠道，为肠道手术、检查或分娩作准备。③稀释并清除肠道内的有害物质、减轻中毒。④灌入低温液体，为高热患者降温。大量不保留灌肠可能发生的并发症包括：肠道黏膜损伤、肠道出血、肠穿孔、肠破裂、水中毒、电解质紊乱、虚脱、肠道感染、大便失禁、肛周皮肤擦伤等。

一、肠道黏膜损伤

【临床表现】

肛门疼痛，排便时加剧，伴局部压痛；损伤严重时可见肛门外出血或粪便带血丝；甚至排便困难。

【预防措施】

1. 插管前向患者详细解释其目的、意义，使之接受并配合操作。
2. 正确选用灌肠溶液，溶液的温度、浓度和量适宜。
3. 选择粗细合适、质地软的肛管。
4. 插管前常规用液状石蜡润滑肛管前端，以减少插管时的摩擦力；

操作时顺应肠道解剖结构；手法轻柔，进入要缓慢，忌强行插入，不要来回抽插及反复插管。

5. 插入深度要适宜，不要过深。成人插入深度约7～10cm，小儿插入深度约4～7cm。

【处理措施】

1. 患者诉肛门疼痛时，暂停灌肠。

2. 疼痛轻者，嘱全身放松，帮助其分散注意力，减轻疼痛。

3. 疼痛剧烈者，立即报告医生，予以对症处理，一旦发生肠出血按肠出血处理。

二、肠道出血

【临床表现】

肛门滴血或排便带有血丝、血凝块。

【预防措施】

1. 全面评估患者身心状况，有无禁忌证。

2. 做好宣教工作，加强心理护理，解除患者的思想顾虑及恐惧心理。

3. 插管前必须用液状石蜡润滑肛管，插管动作要轻柔，忌暴力。

4. 保持一定灌注压力和速度，灌肠筒内液面高于肛门40～60cm，速度适中。

5. 成人每次灌注量为500～1000ml，小儿200～500ml；溶液温度一般为39～41℃。

【处理措施】

1. 患者一旦出现脉搏快、面色苍白、大汗、剧烈腹痛、心慌气促，可能发生了肠道剧烈痉挛或出血，应立即停止灌肠并嘱患者平卧，同时报告医生。

2. 严密观察患者的生命体征以及腹部情况，如发生肠穿孔、肠破裂，按肠穿孔、肠破裂处理。

3. 建立静脉输液通道，根据病情遵医嘱应用相应的止血药物或局部治疗。

三、肠穿孔、肠破裂

【临床表现】

灌肠过程中患者突然觉得腹胀、腹痛，查体腹部有压痛或反跳痛。腹部B超可发现腹腔积液。

【预防措施】

1. 选用质地适中，大小、粗细合适的肛管。

2. 插管时动作应轻柔，避免重复插管。

3. 遇有阻力时，可稍移动肛管或嘱患者变动一下体位。

4. 伤寒患者灌肠时，灌肠筒内液面不得高于肛门30cm，液体量不得超过500ml。

5. 急腹症、消化道出血、妊娠、严重心血管疾病等患者禁忌灌肠。

【处理措施】

1. 一旦患者发生肠穿孔、肠破裂，立即停止灌肠并使患者平卧，同时报告医生，进行抢救。

2. 立即建立静脉通道，积极完善术前准备，尽早手术。

3. 给予吸氧、心电监护，严密观察患者的生命体征。

四、水中毒、电解质紊乱

【临床表现】

1. 水中毒者 早期表现为烦躁不安，继而嗜睡、抽搐、昏迷，查体可见球结膜水肿。

2. 脱水患者 诉口渴，查体皮肤干燥、心动过速、血压下降、小便减少、尿色加深。

3. 低钾血症者 软弱无力、腹胀、肠鸣音减弱、腱反射迟钝或消失，可出现心律失常，心电图可见ST-T改变和出现U波。

【预防措施】

1. 全面评估患者的身心状况，对患有心、肾疾病，老年或小儿等患者尤其注意。

2. 清洁灌肠前，嘱患者合理有效的饮食（肠道准备前3~5天进无渣流质饮食），解释饮食对灌肠的重要性，嘱患者配合，为顺利做好肠道准备打好基础。

3. 清洁灌肠时禁用一种液体如清水或盐水反复多次灌洗。

4. 灌肠时可采用膝胸体位，便于吸收，以减少灌肠次数。

5. 肝性脑病患者禁用肥皂液灌肠，充血性心力衰竭和水钠潴留患者禁用生理盐水灌肠。

【处理措施】

1. 一旦发生水中毒、电解质紊乱，立即停止灌肠并使患者平卧，同时报告医生，进行抢救。
2. 立即建立两路静脉通道，为患者输注林格液体及4%氯化钠注射液，以补充电解质，运用甘露醇、呋塞米（速尿）以减轻脑水肿。
3. 给予镇静剂，以减轻患者抽搐。
4. 给予胃肠减压，以减轻患者腹胀。
5. 给予吸氧、心电监护，严密观察患者生命体征的变化。
6. 密切观察尿量和尿比重。
7. 向患者解释和安慰患者家属，保持镇静。

五、虚脱

【临床表现】

患者突感恶心、头晕、面色苍白、全身出冷汗甚至晕厥。

【预防措施】

1. 灌肠液温度应稍高于体温（39～41℃），不可过高或过低（高热需灌肠降温者除外）。
2. 灌肠速度应根据患者的身体状况、耐受力调节。

【处理措施】

一旦发生虚脱，立即停止灌肠并助患者平卧、保暖，一般休息片刻后可缓解或恢复正常；如与饥饿有关，清醒后给予口服糖水等；如休息片刻后未缓解，给予吸氧，必要时静脉注射葡萄糖等，症状可逐渐缓解。

六、肠道感染

【临床表现】

腹痛，大便次数增多，大便的量、颜色、性状有所改变。

【预防措施】

1. 灌肠时做到一人一液一管，一次性使用，不得交叉使用和重复使用。
2. 尽量避免多次、重复插管，大便失禁时注意肛门会阴部位的护理。
3. 肠造瘘口的患者需肠道准备时，可用16号的一次性双腔气囊导尿管做肛管使用，插入7～10cm，注气15～20ml，回拉有阻力后注入灌肠液，以避免肠道及造瘘口部位的感染。此法也适用于人工肛门的灌肠。

4. 可采用口服药物进行术前肠道准备，避免清洁灌肠反复多次插管导致的交叉感染。如20%甘露醇加庆大霉素、甲硝唑联合应用于肠道清洁的准备。具体方法为：术前3天口服庆大霉素4万U及甲硝唑0.2g，每天3次；术前晚、术日早晨禁食；术前1天下午4时口服20%甘露醇500～1000ml+生理盐水500～1000ml。

【处理措施】

1. 根据大便化验结果和致病微生物情况，选择合适的抗菌药物。
2. 观察大便的量、颜色、性状等的变化并记录。
3. 根据医嘱应用抗菌药物。

七、大便失禁

【临床表现】

大便不由自主地由肛门排出。

【预防措施】

1. 需肛管排气时，一般不超过20分钟，必要时可隔2～3小时后重复插管排气。
2. 消除患者紧张不安的情绪，鼓励患者加强意念以控制排便。
3. 帮助患者重建控制排便的能力，鼓励其尽量自己排便，协助患者逐步恢复其肛门括约肌的控制能力。
4. 必要时适当使用镇静剂。

【处理措施】

1. 已发生大便失禁者，床上铺橡胶（或塑料）单和中单或一次性尿布，每次便后用温水洗净肛门周围及臀部皮肤，保持皮肤干燥。
2. 必要时，肛门周围涂搽软膏以保护皮肤，避免破损感染。

八、肛周皮肤擦伤

【临床表现】

肛周皮肤破溃，红肿。

【预防措施】

1. 患者大便后肛周及时洗净擦干，保持患者肛周局部清洁、干燥。

2. 使用便盆时，应协助患者抬高臀部，不可硬塞、硬拉，必要时在便盆边缘垫以软纸、布垫或撒滑石粉，防止擦伤皮肤。

【处理措施】

1. 皮肤破溃时可用TDP灯照射治疗，每天2次，每次15～30分钟。
2. 以外科无菌换药法处理伤口。

第二节　保留灌肠法操作并发症的预防及处理

保留灌肠法是将药液灌入直肠或结肠内，通过肠黏膜吸收达到治疗疾病目的的一种方法，其主要用于镇痛、睡眠、治疗肠道感染。主要的并发症与大量不保留灌肠可能发生的并发症如肠道黏膜损伤、肠道出血、大便失禁、肛周皮肤擦伤类似以外，还有腹泻。

保留灌肠法操作发生腹泻的临床表现、预防和处理措施如下。

【临床表现】

腹痛、肠痉挛、疲乏或恶心、呕吐、大便次数增多，且粪便不成形、稀薄或呈液体状。

【预防措施】

1. 灌肠前全面评估患者的身心状况，有无禁忌证。耐心解释保留灌肠的目的、意义，解除其心理负担。
2. 保留灌肠前嘱患者排便，以减轻腹压及清洁肠道，便于灌肠液的保留和吸收。
3. 肛门、直肠、结肠手术的患者及大便失禁的患者，不宜做保留灌肠。

【处理措施】

1. 已发生腹泻者，卧床休息，腹部予以保暖。不能自理的患者应及时给予便盆。
2. 保持皮肤完整，特别是婴幼儿、老人、身体衰弱者，每次便后用软纸轻擦肛门，温水清洗，并在肛门周围涂油膏保护局部皮肤。
3. 腹泻严重者，给予止泻剂或静脉输液。
4. 严密观察病情，记录排便的性质、次数等。
5. 向患者讲解有关腹泻的知识，养成良好的排便习惯。

（周庆湘）

第十二章
患者搬运操作技术并发症的预防及处理

患者搬运操作技术是用于患者活动受限或因病情不允许自主移动时，操作人员使用工具（病床、平车、过床易、轮椅等）来移动或搬运患者的一门技术。搬运不当会导致不良后果，发生擦伤、跌倒或坠地、管道脱出等并发症，甚至威胁生命，临床护理工作中应积极预防及处理。

一、擦伤

【临床表现】

可见患者身体擦伤，局部表皮刮擦或破损，出现小出血点、组织液渗出。

【预防措施】

1. 搬运前告知患者操作目的、方法，取得配合。
2. 搬运患者时动作轻柔，避免拖、拉、推等动作。

【处理措施】

1. 皮肤擦伤后伤口予以清创处理，预防感染发生。
2. 每天用0.5%聚维酮碘轻涂局部4～6次，涂搽范围超过创面范围2cm左右。
3. 患处不必包扎，注意保持创面干燥、清洁，不要沾水。

二、跌倒或坠地

【临床表现】

搬运过程中，出现患者倒地或从搬运工具上坠落的现象。跌倒或坠地可以导致患者骨折、肌肉韧带损伤、脱臼、意识障碍、皮肤擦伤、出血、疼痛等。

【预防措施】

1. 移动床、平车、轮椅等使用前确保性能良好，患者上下平车、轮椅前先将闸制动。

2. 告知患者操作目的、方法，指导患者如何配合。

3. 搬运前正确评估患者意识状态、体重、病情与躯体活动能力以及合作程度。

4. 选择合适的搬运法，如两人法、三人法等。多人搬运时，动作协调统一。

5. 搬运患者时尽量让患者靠近搬运者，动作轻稳。

6. 运送途中系好安全带。

7. 评估选择运送路线，避免坑洼不平路面。

8. 使用轮椅上下坡时，嘱患者手扶轮椅扶手，尽量靠后，勿向前倾或自行下车，以免跌倒。下坡时减慢速度，过门槛时翘起前轮，使患者的头、背后倾，以防发生意外。

9. 推车行进时，不可碰撞墙及门框，避免震动患者。

【处理措施】

1. 患者跌倒或坠地后，立即报告医生，协助评估患者意识、受伤部位与伤情、全身状况等。

2. 疑有骨折或肌肉、韧带损伤或脱臼的患者，根据跌伤的部位和伤情采取相应的搬运方法，保护伤肢不要因搬动再受伤害；协助医生完成相关检查，密切观察病情变化，做好伤情及病情的记录。

3. 患者头部跌伤，出现意识障碍等严重情况时，迅速建立静脉通道、心电监护、氧气吸入等，并遵医嘱采取相应的急救措施，严密监测生命体征、意识状态的变化。

4. 皮肤擦伤者按前述擦伤处理。

5. 皮下血肿可行局部冷敷。如出现皮肤破损，出血较多时先用无菌敷料压迫止血，再由医生酌情进行伤口清创缝合，遵医嘱注射破伤风抗毒素等。

6. 根据疼痛的部位协助患者采取舒适的体位，遵医嘱给予治疗或药物，并观察效果和副作用。

7. 做好患者及家属的安抚工作，消除其恐惧、紧张心理。

三、管道脱出

【临床表现】

移动过程中，身体各种管道脱出。管道脱出可导致出血、疼痛、引流液自置管处外溢、进入空气等，严重者可危及生命。

【预防措施】

1. 所有管道必须做好标记，妥善固定，严密观察各种导管是否固定妥当、通畅等。

2. 严格遵守操作规程，搬运前应认真检查导管接口处是否衔接牢固，做好导管保护，搬运时动作轻柔。

3. 若患者躁动，应用约束带适当加以约束，以防搬运中不配合导致导管脱落。

【处理措施】

1. 导管脱出后，一般处理措施如下：

（1）立即通知医生，协助患者保持合适体位，安慰患者，消除紧张情绪。

（2）脱管处伤口有出血、渗液或引流液流出时，对伤口予以消毒后用无菌敷料覆盖。

（3）检查脱出的导管是否完整，如有管道断裂在体内，须进一步处理。

（4）协助医生，采取必要的紧急措施，必要时立即予以重新置管。

（5）继续观察患者生命体征，并做好护理记录。

2. 根据脱落导管的类别采取相应的措施：

（1）胸腔闭式引流管与引流瓶连接处脱落时，立即夹闭引流管并更换引流装置；引流管从胸腔滑脱，立即用手捏闭伤口处皮肤，协助患者保持半坐卧位，伤口消毒处理后用凡士林纱布封闭，协助医生做进一步处理。

（2）脑室引流管滑脱时，协助患者保持平卧位，避免大幅度活动，不可自行将滑脱的导管送回；脱管处伤口有引流液流出时，立即用无菌纱布覆盖，通知医生做相应处理，取引流管尖端送细菌培养。

（3）如胃管不慎脱出，应及时检查患者有无窒息表现，是否腹胀；如病情需要，遵医嘱重新置管。

（4）"T"管脱落时，密切观察患者有无腹痛、腹胀、腹膜刺激征等情况，监测患者体温，告知患者暂禁食禁水。

（5）导尿管脱落应观察患者有无尿道损伤征象，是否存在尿急、尿痛、血尿等现象；评估患者膀胱充盈度、是否能自行排尿。

（6）气管导管脱落时，立即用止血钳撑开气管切开处，确保呼吸道通畅，给予紧急处理。

（7）PICC置管导管脱出时，评估穿刺部位是否有血肿及渗血，用无菌棉签压迫穿刺部位，直至完全止血；消毒穿刺点，用无菌敷贴覆盖；测量导管长度，观察导管有无损伤或断裂，如为体外部分断裂，可修复导管或拔管。如为体内部分断裂，立即报告医生并用止血带扎于上臂，制动患者，协助医生在X线透视下确定导管位置，以介入手术取出导管。

（8）发生导管接口处脱落，应立即将导管反折，对导管接口处两端彻底消毒后，再进行连接，并做妥善固定。

（范伟娟）

第十三章
患者清洁护理技术操作并发症的预防及处理

患者清洁护理技术包括口腔护理、头发护理、皮肤护理、会阴护理及晨晚间护理等操作，使患者清洁与舒适，预防感染及并发症。

第一节 卧床患者更换床单技术操作并发症的预防及处理

卧床患者更换床单法是用于生活不能自理、昏迷、危重等长期卧床患者进行床单更换，以保持床铺平整、清洁、干燥、舒适的一种方法。在进行此项操作时，可能发生患者受凉、隐私被暴露、管道牵拉或脱出、坠床、皮肤破损、污染无菌操作环境等并发症。其中，管道脱出并发症的预防及处理参照"第十二章患者搬运操作技术并发症的预防及处理"。

一、患者受凉、隐私被暴露

【临床表现】

患者受凉可能出现肢体凉、打喷嚏、鼻塞、流涕、寒战等，随后出现感冒、上呼吸道感染等临床表现。患者隐私被暴露，往往影响患者情绪，出现不配合操作或情绪低落、忧郁。

【预防措施】

1. 操作前做好告知，以取得患者的配合。
2. 更换床单前，将室温调至合适的温度，拉好窗帘及床帘，关好房门；操作时，注意随时遮盖患者。

【处理措施】

1. 注意保暖，加盖被服。病情允许鼓励多饮温开水。
2. 患者出现感冒症状，遵医嘱抗感冒处理。发热患者可温水擦浴或遵医嘱予以冰敷及其他药物治疗。

3. 给予患者心理安慰，缓解情绪，减轻忧郁。

二、管道牵拉、扭曲

【临床表现】

管道牵拉患者出现疼痛、置管局部出血等；管道折叠扭曲出现引流不畅。

【预防措施】

1. 操作前告知患者操作配合的要点及注意事项，取得患者配合。
2. 操作前，检查、妥善固定和保护各管道。
3. 动作熟练，随时注意保护各管道。

【处理措施】

1. 患者诉疼痛时，立即检查是否由牵拉管道引起。
2. 若管道引流不畅，则检查是否折叠或压迫，及时松解、拉直、妥善安置管道，保持引流通畅。
3. 若管道脱出按管道脱出处理。

三、坠床

【临床表现】

更换床单的过程中，患者从床上坠落。

【预防措施】

1. 操作前告知患者配合操作的要点，切勿无操作人员指令自主移动。
2. 操作前固定移动床的刹车，根据患者情况使用相应的保护工具，如床栏、约束带等。
3. 操作中，随时注意患者体位移动，防止坠床。单人操作时，不得将两侧床栏同时放下，操作者应站于放下床栏侧操作，以便时刻防护患者坠床。

【处理措施】

1. 坠床后初步评估者摔伤情况，同时通知医生检查患者坠床时的着力点，迅速查看全身情况和局部受伤情况，初步判断有无危及生命的症状，有无骨折或肌肉、韧带损伤等情况，根据医嘱作进一步的处理。
2. 医护人员要镇静，给患者及家属安全感，处理及时迅速，并注意保暖及保护隐私。
3. 予以安抚，减轻患者的恐惧、害怕心理。

四、皮肤刮擦、破损

【临床表现】

患者与床单位接触的部位出现皮肤刮痕、发红、破皮、淤青等。

【预防措施】

1. 操作前告知患者配合操作的要点，切勿无操作人员指令自主移动，避免受伤。
2. 操作者移动患者动作轻柔，避免拖、拉。
3. 更换床单前将一切可能造成损伤的物品先搬离床边。

【处理措施】

皮肤刮擦或破损处用络合碘消毒，保持创面清洁、干燥，一般无须其他特殊处理。

五、污染无菌操作的环境

【临床表现】

更换床单时灰尘、渣屑等污染患者伤口、静脉输液穿刺部位及系统，污染的局部出现炎症反应及输液反应等。

【预防措施】

1. 在无菌操作前30分钟停止更换床单，每天用消毒水湿抹床及床头桌、椅，拖地。
2. 用无菌敷料覆盖患处及输液处。

【处理措施】

1. 若有局部炎症反应则用生理盐水清洗患处，待干后贴水胶体敷料。
2. 如发生输液反应，应立即停止输液或保留静脉通路并改换其他液体和输液器。立即报告医生并遵医嘱给药，病情严重者就地抢救，必要时心肺复苏，记录患者生命体征、一般情况及抢救过程，保留标本送检并按有关程序对输液器及液体进行封存。

第二节　卧床患者床上拭浴技术并发症的预防及处理

床上拭浴技术是用于长期卧床不能自理患者的身体清洁、舒适，预防其皮肤感染，促进皮肤表面血管扩张，增进血液循环，增强皮肤新陈代谢和预防压疮的一种护理方法。床上拭浴如果操作不当，可能出现患者受凉、管道打折、扭曲、暴露患者隐私、伤口污染、病情变化等并发症。其中，患者受凉、管道打折、扭曲、暴露患者隐私并发症的预防及处理同本章第一节。本节详细叙述床上拭浴可能发生伤口污染的并发症的预防与处理。

一、污染伤口

【临床表现】

拭浴用水浸湿伤口，出现伤口浸渍、边缘发白、出血等。

【预防措施】

拭浴时毛巾不能太湿，注意不要将水浸到伤口周围。

【处理措施】

1. 去除旧敷料，如有坏死组织则彻底清创，用络合碘消毒创面及周围皮肤，注意无菌操作。

2. 消毒待干后（如需用药的伤口则正常用药），用无菌敷料覆盖伤口，防水敷料可作为二级敷料固定一级敷料。

3. 如伤口有出血则加压包扎，出血量较大者遵医嘱用止血药。

二、病情变化

【临床表现】

患者出现病情变化或原有症状显著加重，如呼吸困难、口唇发绀、四肢湿冷、神志改变、血压下降。

【预防措施】

1. 操作前评估者是否适宜拭浴，以免加重病情。

2. 拭浴时动作轻柔，避免过多翻动患者。

3. 拭浴时，严密观察病情变化。

【处理措施】

1. 一旦发现患者病情变化，停止拭浴，立即报告医生。

2. 协助患者取平卧位，保持安静、保暖，给予氧气吸入，遵医嘱进行心电监护，配合医生就地抢救。

3. 立即建立静脉输液通路，根据医嘱作进一步药物治疗及处理，密切观察生命体征（体温、脉搏、呼吸、血压、神志、皮肤颜色、尿量）的变化，为医生的诊断及治疗提供依据。

第三节 卧床患者洗头技术并发症的预防及处理

床上洗头法是用于去除长期卧床或不能自理患者头发上污秽和脱落的头屑，预防和灭除虱蚤，促进头皮血液循环，保持头发的清洁，使患者舒适的一种护理技术。床上洗头除可能会出现与更换床单位和床上拭浴相同的并发症外，还有可能出现水流入耳、眼的并发症。床上洗头技术操作时，出现水流入耳、眼的临床表现、预防及处理措施如下。

【临床表现】

床上洗头时，如出现水流入耳、眼时，患者可能出现眼睛刺痛、痒，睁不开眼，耳鸣，耳道感染，头痛等。

【预防措施】

1. 操作前告知患者床上洗头的配合要点及注意事项。

2. 洗头时，嘱患者闭上双眼或用纱布覆盖双眼，用棉球塞住双侧耳朵或带上耳罩。

3. 难以避免洗头水入耳、眼时，可采用酒精洗头法。

【处理措施】

1. 如水流入眼睛，则立即用大量清水冲洗。若眼睛发红或刺痛，则遵医嘱用药预防感染。

2. 若洗头水进入耳，则将进水侧耳廓朝下，同时用手拉扯耳廓，把耳道拉直后一段时间，让水流出，或用棉球、棉签轻轻放入耳道把水吸出，还可以使用滴耳油缓解；或将进水侧耳廓向下，用同侧手掌紧压耳廓上，嘱患者屏住呼吸，数秒钟后迅速松开手掌，连续几次后水便会被吸出。

3. 如患者出现耳鸣、耳痛、头痛等不适感，则告知医生查看患者，遵医嘱用药。

4. 心理护理 消除患者紧张情绪。

（何 慧）

第十四章
患者约束技术操作并发症的预防及处理

约束技术是指为了保证患者安全及治疗的顺利进行，根据患者病情及治疗的需要，使用各种约束用具将患者身体的某个或某几个部位固定制动的方法。根据约束部位不同可分为手约束法、肢体约束法、肩部约束法、全身约束法等。约束法适用于没有自控能力、相应的理解能力或不合作的患儿，某些意识障碍患者，存在跌倒、坠床高风险者，对治疗、护理不合作的患者，严重行为紊乱、兴奋躁动、自伤自杀、伤人毁物的精神病患者等。

临床上常需要根据患者的病情或治疗的需要而将某些特殊患者予以约束制动，可能只需约束一个部位，也可能需同时约束两个或两个以上部位。手约束法是为了避免搔抓皮肤、防止引流管被拔出，使用五指不分开的手套将患者的双手固定的方法，主要用于自控能力与理解能力不够的患儿。肢体约束法是使用约束带或特制约束用具将患者四肢固定，以保证患者及其周围人员与物体的安全、保证治疗及护理顺利进行的方法，主要用于谵妄等意识障碍患者、兴奋躁动有伤人毁物行为或企图的精神病患者、经反复劝说仍不能配合治疗与护理的精神病患者，也可用于有自杀行为的精神病患者。肩部约束法一般与四肢约束法同时使用，主要用于约束四肢后仍躁动厉害、不合作而影响治疗及护理的患者。全身约束法多用于患儿的约束。约束技术可能发生的并发症包括：患者及家属的焦虑、紧张、恐惧心理，皮肤擦伤、血运障碍、关节脱位或骨折、牵拉性臂丛神经受损、压疮、疼痛等。

一、患者及家属焦虑、紧张、恐惧

【临床表现】

1. 患者极不配合，吵闹反抗，挣扎抗拒约束。
2. 家属表示不理解，责备工作人员，甚至自行松解约束。

【预防措施】

1. 约束前向患者和家属做好知情同意及解释工作，告知患者及家属约束的目的是为了保护患者，取得患者及家属的配合。

2. 严格执行约束的相关制度，如严禁采用约束法惩罚患者；对于不合作及有危险行为的精神病患者要先予以警示，无效者再予以约束；实施约束时应态度和蔼。

【处理措施】

1. 评估患者及家属的心理状态与合作程度，及时予以解释，尽量争取患者及家属的理解与配合。

2. 患者约束后要及时做好患者及家属的安抚工作，评估患者病情，及时松解约束。

3. 必要时由医生协助解释工作或遵医嘱使用药物稳定患者情绪。

二、皮肤擦伤

【临床表现】

约束部位（尤其是手腕、脚踝、腋下等部位）皮肤出现刮擦、发红、破皮。

【预防措施】

1. 约束前尽量做好患者的解释工作，争取患者的配合，避免其挣扎。
2. 在约束部位垫一定厚度的软棉布。
3. 注意约束的松紧度，尽量减少被约束肢体的活动度。

【处理措施】

1. 根据患者病情，尽早松解约束。
2. 交待患者勿抓、挠。对于皮肤擦伤部位，用0.5%聚维酮碘溶液外涂，保持局部的清洁干燥。
3. 若发生溃烂、破损，则换药处理。

三、关节脱位或骨折

【临床表现】

受伤关节或肢体疼痛、肿胀、活动障碍。

【预防措施】

1. 评估患者的合作程度，对情绪特别激动、反抗强烈者可暂缓执行约束，并邀请患者信赖的人给患者解释，尽量稳定患者情绪，争取患者的配合。

2. 掌握正确的约束方法，避免用力过猛。

3. 及时评估约束部位的关节及肢体活动。

【处理措施】

1. 一旦发现异常，充分评估约束部位的关节及肢体活动，立即报告医生。

2. 交待患者及家属受伤部位制动。

3. 配合医生完成相关检查，请相关科室会诊处理。

四、牵拉性臂丛神经受损

【临床表现】

1. 肌皮神经受损　肱二头肌萎缩，肘关节屈曲受限。

2. 肘正中神经损伤　前臂不能旋前，屈腕力减弱，拇指、示指及中指不能屈，拇指不能做对掌运动；拇指、示指、中指远节感觉障碍最明显；鱼际肌萎缩，手掌变平坦，形成"猿手"。

3. 尺神经受损　屈腕力弱，环指和小指的远节不能屈；小鱼际肌萎缩变平坦，拇指不能内收；骨间肌萎缩，掌骨间出现深沟，各指不能相互靠拢；各掌指关节过伸，第4、5指的指间关节弯曲，形成"爪形手"；手掌、手背内侧缘感觉丧失。

4. 桡神经损伤　前臂伸肌瘫痪，不能伸腕、伸指，抬前臂时呈"垂腕征"；感觉障碍以第1、2掌骨间隙背面的"虎口区"皮肤最为明显。

5. 腋神经损伤　三角肌瘫痪，肩关节外展幅度变小或不能外展，三角肌区皮肤感觉障碍；若三角肌萎缩，肩部失去圆隆外观，肩峰突出，形成"方肩"畸形。

6. 胸长神经受损　前锯肌瘫痪，表现为"翼状肩"，上肢上举困难，不能做梳头动作。

7. 胸背神经受损　不能做背手动作。

【预防措施】

1. 约束前向患者告知，尽量争取患者配合，避免用力挣扎牵拉。

2. 掌握正确的约束方法，避免用力过猛，肢体约束于功能位。

3. 评估患者病情，及时松解约束，尽量避免长时间约束患者。

4. 需长时间约束者，定期松解、活动肢体。

【处理措施】

1. 理疗，如电刺激疗法、红外线、磁疗等。

2. 功能锻炼，并可配合针灸、按摩、推拿等。

3. 应用神经营养药物，如维生素B_1、维生素B_6、维生素B_{12}、复合维生素B等。

4. 及时观察患者病情变化，记录功能恢复情况。

5. 不断评价治疗与护理的效果，为进一步处置提供依据。

五、肢体血液回流障碍

【临床表现】

约束部位以下皮肤青紫、肿胀，感觉麻木、疼痛，严重者发生坏死。

【预防措施】

1. 约束时用多层软棉布衬垫。
2. 约束后多巡视患者约束的松紧情况，避免因患者过度挣扎而致约束过紧。
3. 评估患者病情，及时松解约束，尽量避免长时间约束患者。
4. 需长时间约束者，定期松解、活动肢体。

【处理措施】

1. 立即松解约束，活动肢体，以促进血液回流。
2. 用50%硫酸镁溶液湿热敷肿胀部位。
3. 局部按摩、理疗等。
4. 发生局部组织坏死者请外科医生协助处理。
5. 密切观察，记录病变部位皮肤情况。
6. 不断评价治疗与护理的效果，为进一步处置提供依据。

六、压疮

【临床表现】

受压部位皮肤压痕、疼痛甚至破溃。

【预防措施】

1. 约束时用多层软棉布衬垫。

2. 评估患者病情，及时松解约束，尽量避免长时间约束患者。

3. 需长时间约束者，定期松解、活动肢体，变换约束体位与约束方法，并按摩受压部位。

4. 保持皮肤及床单位清洁干燥。

【处理措施】

1. 松解约束或更换约束部位与方法。

2. 皮肤未破损的受压部位予以局部按摩，涂抹塞肤润。

3. 皮肤破损者换药处理。

七、疼痛

【临床表现】

患者自觉约束部位或制动肢体疼痛，甚至感觉全身疼痛，松解后不能活动自如。

【预防措施】

1. 做好解释与安抚工作，使患者从心理上接受约束这一保护性的干预措施。

2. 避免长时间约束患者。

3. 避免约束过紧。

【处理措施】

1. 评估疼痛是否存在关节脱位或骨折等严重并发症。如有关节脱位或骨折，则暂停活动。

2. 松解约束后，在工作人员保护下逐步活动肢体，以免产生剧烈疼痛。

（陈琼妮）

第十五章
备皮及伤口换药技术操作并发症的预防及处理

第一节　备皮技术操作并发症的预防及处理

备皮技术主要用于术前手术部位皮肤准备的技术，对于手术相应部位毛发进行剃除并清洁体表。备皮的目的是在不损伤皮肤完整性的前提下减少皮肤细菌数量，降低手术后切口感染率。备皮技术操作的主要并发症包括皮肤损伤、切口感染。

一、皮肤损伤

【临床表现】

1. 备皮区域皮肤出血或渗血。
2. 患者主诉备皮区疼痛。

【预防措施】

1. 准备锐利的备皮刀片。
2. 备皮前仔细评估手术区皮肤是否完整，如有瘢痕，剃毛时应注意保护瘢痕处皮肤；如有割痕、发红等异常情况，应通知医生并记录。
3. 备皮前，在备皮区域扑上滑石粉或用肥皂水湿润毛发。
4. 操作中注意一手绷紧皮肤，另一手持剃刀顺毛发生长方向分区剃净，动作轻柔。

【处理措施】

1. 若操作中不慎刮破皮肤，有渗血者，先用无菌敷料压迫止血，再用水胶体敷料覆盖即可。
2. 如皮肤损伤面积较大，渗血量大，予以藻酸盐敷料覆盖伤口，外盖无菌纱布加压包扎。

二、切口感染

【临床表现】

1. 出现至少下列感染体征或症状之一：①切口疼痛或触痛。②切口周围红、肿或皮肤温度升高。③发热。
2. 切口处有脓性渗出物。
3. 切口渗液细菌培养分离出微生物。

【预防措施】

1. 使用一次性备皮刀，防止交叉感染。
2. 尽可能在备皮前洗澡、洗发，用中性肥皂水将手术区皮肤洗净。
3. 剃毛时间尽量选在临近手术前，可减少伤口感染机会；也可在备皮前用皮肤消毒剂消毒，减少切口感染的机会。

【处理措施】

送患者入手术室前，仔细评估手术切口部位。若发现患者术野皮肤有红肿及皮肤损伤，则及时报告医生，必要时延期手术，以防术后感染扩散。

第二节　伤口换药技术操作并发症的预防及处理

伤口换药技术又称更换敷料技术，包括清洗伤口、观察、更换敷料、拆除缝线、松动或拔出引流条、扩大或保护伤口等操作过程。伤口换药必须严格遵循无菌操作原则和消毒隔离原则，熟悉伤口修复知识、各种敷料的功能及特点，以促进伤口愈合。伤口换药操作不当，可能出现伤口疼痛、交叉感染、伤口延迟愈合并发症。

一、伤口疼痛

【临床表现】

换药操作时，患者诉伤口疼痛。

【预防措施】

1. 操作前告知患者配合操作的要求及注意事项，避免不合作造成伤口疼痛。
2. 熟练掌握换药技术，动作轻巧。
3. 换药前，仔细评估伤口敷料是否与组织粘连。有必要先用生理盐水充分浸湿敷料，待充分松解粘连后，边轻压敷料下皮肤或创面，边撤除敷料，尽可能减轻疼痛。

【处理措施】

暂停换药，评估疼痛的原因，采取针对性的措施。如因伤口敷料与组织粘连引起，则用生理盐水充分浸湿敷料，待充分松解粘连后，采用边轻压皮肤边撤除敷料的方法减轻疼痛。

二、交叉感染

交叉感染并发症主要是针对清洁伤口换药而言。

【临床表现】

1. 清洁伤口出现局部红、肿、热、痛和功能障碍。
2. 可有发热、血象改变及头痛、精神不振、乏力、纳差等一系列全身不适症状。
3. 严重感染可出现代谢紊乱、营养不良、贫血，甚至发生感染性休克。

【预防措施】

1. 换药操作时严格遵循无菌操作原则。
2. 保持换药室环境的清洁，每天用消毒水拖地；每天定时进行空气消毒。
3. 保持换药室内空气清洁，光线充足，温度适宜。换药时禁止家属及探视人员进入。
4. 严格区分无菌区和非无菌区，无菌物品和非无菌物品分类放置，摆放合理，无菌物品要注明灭菌日期或有效期，定期检查消毒日期。
5. 严格执行伤口处理原则　先换无菌伤口，后换感染伤口；先换清洁伤口，后换污染伤口；先换非特异性感染伤口，后换特异性感染伤口。
6. 每月定时进行空气、工作人员双手等细菌学监测，发现异常，及时寻找原因并整改。

【处理措施】

1. 换药者应该严格遵守各项规章制度和无菌技术操作原则，着装整洁，在操作前后注意洗手，以减少患者交叉感染的机会。
2. 伤口有感染时，应用无菌生理盐水或伤口清洗液彻底清洗。
3. 伤口有波动感或有脓腔，应拆除一部分缝线，置放引流条或引流管利于引流。

4. 观察并记录伤口引流液的颜色、性质、量、黏稠度、有无异味等。

5. 伤口愈合缓慢时，可做伤口创面细菌培养+药敏试验，并根据培养结果，给予有效的抗菌药物治疗。

三、伤口延期愈合

【临床表现】

1. 伤口愈合时间延长，伤口处肉芽水肿或生长过度、颜色暗红。

2. 伤口排异反应，如线头不吸收、内置材料排异等。

3. 伤口内有未发现的潜行、窦道和瘘管。

4. 用药不合理所致的过敏反应，主要表现为伤口渗出增多、皮肤湿疹，并伴疼痛。

【预防措施】

1. 首先要提高对伤口处理工作重要性的认识，正确诊断和处理是缩短疗程、减少患者痛苦、改善预后的关键。

2. 对各类伤口要详细了解病史，认真检查，外伤伤口应严格执行清创原则。

3. 应在换药的同时积极治疗原发病。

4. 换药频率依据伤口情况和渗液量而定　大量渗液的伤口，更换敷料每天1次，以保持外层敷料不被分泌物渗透；少量渗液或肉芽生长较好的伤口，更换敷料每2～3天1次；缝线伤口更换敷料每3～5天1次，至伤口拆线。

【处理措施】

对愈合不良的伤口，应视具体情况给予相应的处理。

1. 对窦道或瘘管形成的伤口，应根据手术种类、渗液的性质、实验室检查、超声检查及造影结果进一步明确诊断，确定治疗方案。

2. 用药不合理导致的伤口愈合不良，处理的方法是立即停止用药。伤口及其周围皮肤用生理盐水彻底清洗，根据伤口的情况正确选择敷料。

3. 结核所致伤口长期不愈的患者，应做进一步检查，排除合并其他细菌感染的可能，如有除结核杆菌外的细菌感染，经确诊后，在伤口处理时应选择抗结核药物和高效的杀菌敷料。

4. 脓肿引流不畅所致伤口长期不愈的患者，其引流管开口应处于伤口最低位置，切口要足够大，切忌瓶颈式引流，必要时行对口引流，有分隔的深部脓肿应彻底分离脓腔间隔，正确选择引流物。

（杨　静）

第十六章
引流管护理技术操作并发症的预防及处理

外科引流是将积存于体腔内、关节内、器官或组织的气体、液体（包括血液、脓液、炎性渗液、胆汁、分泌液等）引离原处和排出体外，以防止在体腔或手术野内蓄积，继发压迫症状、感染或组织损害。常见引流管有脑室引流管、T型引流管、胸腔闭式引流管等。

第一节　胸腔引流管护理技术操作并发症的预防及处理

胸腔闭式引流是胸外科应用较广的技术，是治疗脓胸、外伤性血胸、气胸、自发性气胸的有效方法。以重力引流为原理，是开胸术后重建和维持胸腔负压、引流胸腔内积气、积液，促进肺扩张的重要措施。其目的是为更好地改善胸腔负压，使气、血、液从胸膜腔内排出，并预防其反流，促进肺复张和胸膜腔闭合，平衡压力，预防纵隔移位及肺受压。

胸腔闭式引流适应于急性脓胸、胸外伤、肺及其他胸腔大手术后、张力性气胸。禁忌证为结核性脓胸。胸腔引流管护理技术操作可能发生的并发症包括：引流管脱出、胸腔内感染。

一、引流管脱出

【临床表现】

1. 引流液自放置引流管部位流出。
2. 严重者可出现咳嗽、胸闷、胸痛、呼吸急促。

【预防措施】

1. 进行操作前告知患者并进行心理护理。向患者说明更换的目的、可能出现的并发症及注意事项，消除患者的紧张心理，取得其配合。
2. 嘱患者取平卧位。

3. 操作规范，动作轻柔。

4. 妥善固定引流管，并留有足够长度，以防翻身、活动时导管脱出胸腔。

【处理措施】

1. 引流管脱出立即用凡士林纱布及无菌纱布按压创口，并立即通知医生。

2. 如按压后患者出现呼吸困难、气管移位、皮下气肿等症状，应揭开纱布，使气体溢出。

二、胸腔内感染

【临床表现】

1. 发热（体温≥37.5℃），出现胸腔积液。

2. 胸水检测常规白细胞计数增高，以中性粒细胞增高为主，胸水培养存在致病菌。

【预防措施】

1. 更换引流瓶时应严格执行无菌操作。

2. 胸腔闭式引流装置应始终保持低于胸腔60cm。

3. 搬动患者时，切勿将引流瓶提至高于引流管的胸腔出口水平面；搬动前先钳闭，至搬动完毕再松开以防引流液倒流入胸膜腔。

4. 引流管一旦脱落，绝对不能将原引流管再插入，以免感染。

【处理措施】

1. 始终保持胸腔闭式引流装置低于胸腔60cm。

2. 密切观察患者体温变化，一旦出现体温升高、胸痛加剧等应及时报告医生，并予以处理。

第二节　"T"型引流管护理技术操作并发症的预防及处理

"T"型引流管又称"T"管，是指胆总管探查或切开取石后在胆总管切开处留置的"T"形引流管，它一端通向肝管、一端通向十二指肠、另一端则由腹壁戳口穿出体外连接引流袋。胆道手术患者，无论是行胆总管切开探查，还是胆道成形或重建手术，在手术结束时，绝大多数要在胆总管内放一根"T"型橡皮管，其用途包括引流胆汁、减轻胆道内压力、使胆管缝合口顺利愈合、避免胆瘘等。"T"型管在胆道内起支撑作用，避免形成胆管狭窄；"T"型管可作为检查和治疗胆管疾病的通道。

"T"型管引流适应于因胆道结石、胆管狭窄、肝门部胆管癌、胰头癌、壶腹部癌及十二指肠癌等疾病行胆道探查或行胆肠内引流术或者胰十二指肠术的患者。实施"T"型引流管护理时，可能发生引流管脱出、不能维持有效引流、"T"型管周围胆汁渗漏、胆道感染等并发症。

一、引流管脱出

【临床表现】

1. 引流管脱出体外，引流液自放置引流管部位流出，周围皮肤浸渍。
2. 出现腹痛、腹胀、腹膜刺激征（腹肌紧张、压痛、反跳痛）、发热。

【预防措施】

1. 加强术后护理，妥善固定及保护"T"管，尤其是对全麻术后尚未完全清醒的患者更要重视。
2. 长期携带"T"管的患者要嘱其注意观察及保护皮肤固定线。
3. 指导患者更换体位或下床活动时保护"T"管。
4. 腹部引流管标识清楚，切勿把"T"管当作腹腔引流管拔出。

【处理措施】

引流管脱出立即用凡士林纱布及无菌纱布按压置入口，并立即通知医生予以重置。

二、不能维持有效引流

【临床表现】

1. 引流袋内无胆汁。
2. 部分患者出现呕吐、腹胀。

【预防措施】

1. 注意观察胆汁颜色、量、性状并准确记录24小时引流量。
2. 保持引流管摆放有序，标识清楚。
3. 保持"T"管通畅，不定期挤压引流管，以防堵塞。对于胆汁较浓或者泥沙样胆汁，应视病情用生理盐水冲洗"T"管。

【处理措施】

1. 仔细评估引流管是否扭曲、折叠、受压、堵塞，及时解除引起引流不畅的原因。

2. 如引流不畅由堵塞引起，予以挤压引流管或生理盐水冲洗，同时报告医生并处理。

三、"T"管周围胆汁渗漏

【临床表现】

1. "T"型管周围胆汁溢出。
2. "T"型管周围皮肤有胆汁侵蚀。

【预防措施】

1. 注意评估引流管引流情况，保持"T"管固定妥当和引流通畅。
2. 定期消毒"T"管周围皮肤，及时清除溢出的胆汁，避免侵蚀。

【处理措施】

1. 评估"T"管固定是否妥当，有无滑脱。一旦有滑脱，及时报告医生并处理。

2. "T"管周围皮肤发生胆汁侵蚀、皮肤发红，局部可涂氧化锌糊剂保护皮肤。

四、胆道逆行感染

【临床表现】

1. 患者诉腹痛、腹胀、恶心、呕吐。
2. 胆汁颜色变浅、变稀，量多，甚至脓性胆汁。

【预防措施】

1. 观察患者每天的胆汁引流量、胆汁颜色。
2. 每天消毒引流管周围皮肤，定期更换引流管。平卧时引流管低于腋中线；站立或活动时，引流管不高于腹部引流口平面，防止胆汁逆流。
3. 术后一周内勿高压冲洗引流管。

【处理措施】

1. 评估引流管位置是否恰当，及时纠正引流管高于引流口平面的现象。

2. 发现T管引流胆汁量多、胆汁颜色较浅或者脓性胆汁时及时通知医生处理。

第三节　脑室引流管护理技术操作并发症的预防及处理

脑室引流是经颅骨钻孔行脑室穿刺或在开颅手术中，将带有数个侧孔的引流管前端置于脑室内将脑脊液引流出体外以降低颅内压、清除脑室积血、保持脑脊液循环通畅的方法。

脑室引流常用于抢救因脑脊液循环受阻所致的颅内高压危急状态，如枕骨大孔疝。脑室内手术后安放引流管以引流血性脑脊液，减轻脑膜刺激症状及蛛网膜粘连，术后早期还可以起到调节颅内压的作用。

脑室引流管护理技术操作可能发生引流管脱出、脑室出血、颅内感染等并发症。

一、引流管脱出

【临床表现】

1. 引流管内液柱无波动或无液体流出。
2. 引流液自放置引流管部位渗出。
3. 可出现颅内压增高的症状，如头痛、呕吐甚至瞳孔、意识状态的改变。

【预防措施】

1. 操作前告知患者并进行心理护理。向患者说明更换的目的、可能出现的并发症及注意事项，消除紧张心理，取得患者的配合。
2. 躁动患者给予适当约束及镇静。
3. 嘱患者取平卧位，固定头部不摆动。
4. 操作规范、轻柔。

【处理措施】

1. 如引流管部分脱出、侧孔外漏有液体流出时，立即用无菌纱布吸收渗液，并立即通知医生，协助医生换药拔管，取引流管尖端送细菌培养。
2. 如引流管完全脱出，检查残端是否完整，检查伤口有无裂口并协助医生换药清创。
3. 根据患者情况重新置管。

二、脑室出血

【临床表现】

1. 引流液突然变成鲜红色，外流速度加快、引流量增多。
2. CT或MRI可见脑室出现新高密度灶、脑室变形扩大。

【预防措施】

1. 更换引流装置前将引流管夹闭，后调整引流瓶（袋）入口处高于侧脑室角10～15cm，妥善固定后开放引流。
2. 开放引流早期注意引流速度，避免引流过快。

【处理措施】

及时调整引流瓶（袋）入口高度，并立即报告医生。

三、颅内感染

【临床表现】

1. 心率增快、寒战、高热（体温多在38℃以上甚至≥40℃）。
2. 颈项强直、脑膜刺激征阳性。
3. 外周血白细胞计数增高，以中性粒细胞增高为主，脑脊液培养存在致病菌。

【预防措施】

1. 更换引流瓶（袋）时应严格无菌操作。
2. 更换引流装置前将引流管夹闭，以免管内引流物逆流入脑室。
3. 接口处予以无菌纱布包裹，并每天更换。
4. 每次更换引流装置时留取脑脊液标本送检。

【处理措施】

1. 严密观察脑脊液性状，如出现浑浊、呈毛玻璃状或有絮状物时，提示可能发生颅内感染，立即报告医生。
2. 根据医嘱调整引流管高度，以引流出感染的脑脊液，配合医生采集脑脊液标本做细菌培养和药敏试验。

（魏芳　谭雪军　徐灿）

第十七章
简易呼吸器使用技术操作并发症的预防及处理

简易呼吸器是最简单的一种人工机械通气方式，可维持和增加肺通气量，纠正患者的低氧血症，适用于无氧情况下，各种原因引起的呼吸停止以及现场急救等。其效果较徒手人工呼吸优良，更易长时间维持有效人工呼吸。简易呼吸器技术操作常见并发症包括：胃胀气和胃内容物反流、误吸和吸入性肺炎。

一、胃胀气和胃内容物反流

【临床表现】

临床表现为腹胀、腹痛、腹部膨隆、嗳气、口角有分泌物流出等。

【预防措施】

1. 避免通气量过大、通气速度过快，使气体进入胃内，导致胃胀气。
2. 检查和调整头部及气道位置，保持正确的体位。
3. 保持气道通畅，及时清理分泌物，未清除胃内容物时，通气要慢。

【处理措施】

1. 抢救者位于患者头部的后方，将头部后仰，保持气道通畅。
2. 观察胃部嗳气情况，必要时插入胃管。
3. 胃部气体胀满时勿挤压腹部，让患者侧卧，同时清理呼吸道。
4. 有反流发生时，复苏者让患者侧卧，擦拭干净流出的胃内容物，然后继续仰卧行CPR。

二、误吸和吸入性肺炎

【临床表现】

神清者表现为咳嗽、气急。神志不清时常无明显症状，但1～2小时后可出现呼吸困难，发绀、低血压，咳出浆液性或血性泡沫痰。严重者可发生呼吸窘迫综合征。

【预防措施】

1. 未清除胃内容物时要采取较慢的通气方式，避免过高的气道压力。

2. 发现患者有分泌物流出（胃内容物反流），应停止挤压呼吸球囊，立即吸净分泌物后再行辅助呼吸。

【处理措施】

1. 立即吸出分泌物，高浓度给氧。

2. 可用白蛋白或低分子右旋糖酐等纠正血容量不足。

3. 使用利尿剂减轻左心室负荷，防止胶体液渗漏入肺间质。

（李亚敏）

第十八章
物理降温技术操作并发症的预防及处理

物理降温是采用物理的方法使体温下降，是基础护理的重要组成部分。物理降温有局部和全身冷疗两种方法。局部冷疗采用冰袋、冰囊、冰帽机、冰盐水灌肠，进行传导式散热；全身冷疗可采用温水擦浴、乙醇擦浴、控温毯方式，达到降温目的。实施物理降温可能发生的并发症包括局部冻伤、全身反应、局部压疮、化学制冷袋药液外渗损伤皮肤、过敏反应等。

一、局部冻伤

【临床表现】

局部皮肤颜色变青紫，感觉麻木，局部僵硬、变黑，甚至组织坏死。

【预防措施】

1. 冷敷时间不能过长，每3～4小时冷敷1次，每次20～30分钟。
2. 对进行冷敷的患者要经常巡视，观察局部冷敷情况。
3. 刺激、过敏或末梢血管功能有异常（如雷诺病）时，应禁止冷敷。
4. 冷敷部位一般选在头、颈、腋窝、腹股沟、胸（避开心前区）、腹或四肢，一般不选择手、足、耳廓、枕后、阴囊等处。

【处理措施】

1. 评估局部冻伤情况，如肤色变青紫、感觉麻木，表示静脉血淤积，必须立即停止冷敷，予局部保暖，以防组织坏死。
2. 出现组织坏死，予以局部清创、造口护理。

二、全身反应

【临床表现】

寒战，面色苍白，体温降低。

【预防措施】

1. 定时观察并询问冷敷患者，如有不适立即停止。

2. 对感染性休克、末梢循环不良者，禁止使用冷敷，尤其对老、幼患者更应慎用。

【处理措施】

一旦出现全身反应，立即停止冷敷，给予保暖等处理。

三、局部压疮

【临床表现】

局部压痕，疼痛不适。

【预防措施】

1. 注意避免将冰袋压在身体下，可将冰袋吊起，其底部接触所敷部位以减轻压力。

2. 缩短冰敷时间，经常更换冰敷部位。

3. 改用化学冰袋或盐水冰袋。

【处理措施】

1. 发现局部压疮，立即移除冰袋。

2. 评估压疮级别，按压疮护理常规处理。

四、化学制冷袋药液外渗损伤皮肤

【临床表现】

皮肤潮红或水疱形成。

【预防措施】

1. 使用前确保制冷袋完好无渗漏。

2. 使用过程中注意观察，如嗅到氨味立即更换。

【处理措施】

1. 发现皮肤损伤立即撤除化学制冷袋。

2. 清除皮肤表面残留的化学制剂。

3. 皮肤潮红处用食醋外敷。

4. 出现水疱者在水疱基底部用70%乙醇消毒后，无菌注射器抽空水疱渗出液，加盖无菌纱块或按外科换药处理。

五、过敏反应

【临床表现】

皮肤红、肿、痛、痒、湿疹、荨麻疹，头晕、恶心、呕吐、腹泻等，少数人会发生过敏性休克。

【预防措施】

1. 乙醇擦浴前先询问过敏史。
2. 擦拭中要避开头面部、腹部、脚底以及胸前心脏部位。
3. 注意乙醇浓度，尤其是给婴幼儿乙醇擦浴时。

【处理措施】

1. 一旦出现过敏反应立即停止擦浴，用干毛巾拭去皮肤表面残留液体。
2. 评估过敏程度，轻度过敏反应待乙醇挥发后可消失。
3. 严重过敏反应应遵医嘱紧急处理。

（何桂香）

第十九章
胸外心脏按压技术操作并发症的预防及处理

胸外心脏按压术是用人工的手法维持人体有效循环的技术和方法，操作不当可引起肋骨骨折、损伤性血气胸、心脏创伤等并发症，临床工作者应掌握其预防和处理措施。

一、肋骨骨折

【临床表现】

1. 胸廓局部疼痛且随咳嗽、深呼吸或运动加重。
2. 呼吸浅快，可出现肺实变或肺不张。
3. 多根肋骨骨折时可出现"反常呼吸运动"、休克、严重呼吸困难、低氧血症。
4. 胸廓挤压试验可出现间接压痛。

【预防措施】

1. 胸外按压时，按压应平稳、有规律且不间断地进行。
2. 按压不能冲击式猛压，放松时掌根不要离开胸骨定位点，以免造成下次按压部位错误。
3. 根据患者年龄和胸部弹性按压，老年患者酌情降低压力，幅度以胸骨下陷4～5cm为宜。

【处理措施】

1. 单处肋骨骨折以止痛、固定和预防肺部感染为主。
2. 多处肋骨骨折除按单处肋骨骨折处理外，还应尽快消除反常呼吸运动、保持呼吸道通畅和充分给氧、纠正呼吸与循环功能紊乱和防治休克。
3. 伴严重肺挫伤且并发急性呼吸衰竭的患者，应及时气管插管后应用呼

117

吸机治疗。

二、损伤性血、气胸

【临床表现】

1. 气胸时，伤侧肺部分萎陷，萎陷超过30%可出现胸闷、气急、干咳；大量积气时可发生呼吸困难。

2. 血胸时，出血量超过500～1000ml可出现失血性休克及呼吸循环功能紊乱的症状，如面色苍白、口渴、血压下降、脉搏细速、呼吸急促、发绀、贫血等。

【预防措施】

1. 胸外按压时，严格按照按压标准及要求执行。

2. 注意按压部位的正确性，按压力度适中。

【处理措施】

1. 吸氧　监测患者血氧饱和度，必要时行机械辅助通气，并按常规行胸腔闭式引流。

2. 对于闭合性气胸　气体量小时2～3周内可自行吸收无需特殊处理；气体量多时可每天或隔日行胸腔穿刺排气1次，每次抽气量不超过1000ml，直至肺大部分复张，余下气体可自行吸收。

3. 对于张力性气胸　安装胸腔闭式引流装置将气体持续引出。

4. 血气胸　在肺复张后出血多能自行缓解，若继续出血不止，除抽气排液和适当的输血外，应考虑开胸结扎出血的血管。

5. 应用抗菌药物防治感染。

三、心脏创伤

【临床表现】

1. 心前区疼痛，心电图可见室性或室上性期前收缩等。

2. 偶见ST-T段异常和心肌梗死的征象。

【预防措施】

参见损伤性血、气胸的预防措施。

【处理措施】

1. 卧床休息，做心电监护。

2. 给予相应的抗心律失常药物治疗，纠正低血钾。

3. 有充血性心力衰竭或心房颤动且心室率快的患者，应给予洋地黄。

四、栓塞

【临床表现】

患者12~36小时或更长时间后突然出现呼吸困难，心动过速、发热（体温可达39℃以上）、发绀、烦躁不安、易激动、谵妄，继之昏迷。

【预防措施】

按压力量恰当，防止发生肋骨骨折。

【处理措施】

1. 立即予以吸氧，氧浓度达50%以上。必要时气管插管行呼吸机治疗，并采用呼气末正压呼吸（PEEP）模式。

2. 应用糖皮质激素，首选甲泼尼龙，于8小时内静脉滴入30mg/kg。

3. 必要时抗凝治疗。

（李亚敏）

第二十章
动静脉置管技术操作并发症的预防及处理

动静脉置管技术是指经动脉或静脉置入导管的方法。本章重点介绍经外周中心静脉置管（PICC）技术与动脉测压技术。

第一节　经外周中心静脉置管技术操作并发症的预防及处理

PICC置管术是指经外周静脉穿刺置入的中心静脉导管，其尖端位于上腔静脉。常选用的外周静脉有贵要静脉、肘正中静脉、头静脉，新生儿和儿童还可以选择头部、颈部和下肢的隐静脉。PICC导管一般用于7天以上的中、长期静脉输液治疗，或用于需要静脉输注高渗性、有刺激性药物的情况。导管留置时间可长达1年。

在PICC导管留置期间，各种静脉治疗药物，都可以通过导管输入，从而大大降低因反复穿刺或药物刺激造成对血管的损伤，确保输液安全；同时显著地提高了患者的生活质量。

PICC导管从外周静脉穿刺置入，可在直视或超声引导下进行操作。操作程序比颈内静脉、锁骨下静脉穿刺简单，安全、易于掌握和成功。它可避免颈部和胸部穿刺时气胸、血胸、锁骨下静脉损伤、颈部血肿等严重并发症的发生，但在整个穿刺过程中，由于操作者技术水平差异、穿刺不当、测量不准或者静脉脆性大，体位不当，血管畸形，静脉分叉，血管痉挛等原因都会导致置管受阻或失败。PICC穿刺置管时可能发生的并发症包括：送导管困难、意外穿刺动脉、误伤或刺激神经、心律失常、导管异位、出血或血肿、穿刺失败、拔导丝困难等。

一、送导管困难

【临床表现】

1. 送管有阻力感。

2. 无法送管。

3. 导管皱起或蛇样弯曲。

【预防措施】

1. 正确评估患者静脉情况，合理选择穿刺血管和导管型号。

2. 加强与患者沟通，消除其紧张心理。

3. 正确摆放体位。

4. 送管动作轻柔、匀速。

【处理措施】

1. 调整插管鞘与血管同向。

2. 边推注生理盐水边送导管将导管冲过静脉瓣。

3. 活动患者手臂，正确摆放体位，热敷。

4. 在手臂的根部扎止血带后送管。

5. 撤出导管，另找外周血管穿刺。

二、意外穿刺动脉

【临床表现】

1. 血液颜色为鲜红色。

2. 脉动的血液回流。

【预防措施】

1. 穿刺前明确动、静脉的位置。

2. 使用超声仪协助穿刺。

【处理措施】

发现误穿动脉，立即拔出穿刺鞘，压迫止血。

三、误伤或刺激神经

【临床表现】

穿刺时患者有触电感或麻木感。

【预防措施】

1. 避免穿刺过深。

2. 避免在静脉瓣处进针。

【处理措施】

一旦发生立即拔除穿刺针，观察患者运动功能和有无手臂麻木、疼痛。

四、心律失常

【临床表现】

心慌，心悸，心律不齐等。

【预防措施】

准确测量长度，避免导管置入过深。

【处理措施】

置管后在X线下再次确定导管尖端位置，当插管过深时可退出少许。

五、导管异位

【临床表现】

1. 导管推送困难或导管无法置入预订长度；推注盐水困难。
2. 导管尖端到达颈内、外静脉。
3. 导管尖端到达对侧锁骨下静脉。
4. 导管尖端从头静脉反折到腋静脉。

【预防措施】

1. 不要枕过高的枕头。
2. 置管前教会患者转头方法。
3. 对于过度消瘦或顺应差的患者，请助手帮助按压颈外静脉（按压部位、方法要正确）。
4. 置管前做好健康宣教工作；置管时分散患者的注意力、解除患者紧张情绪。
5. 尽量不要选择头静脉。
6. 穿头静脉时，手臂与躯干的角度小于30°。
7. 边推注盐水边送导管。
8. 应用心房内心电图定位技术准确定位。
9. 带着导丝拍片定位。

【处理措施】

1. 不要盲目地撤出导丝；整条导管拔出，重找血管穿刺置管。

2. 准确测量和计算导管撤出长度，边推注生理盐水边匀速送管。

3. 如导管不被立即需要，允许患者在直立位时通过血流和重力对导管进行自行复位。

4. 在X线或B超机的引导下调整　先将导管退回到正常血管中，以10ml的注射器边推注生理盐水边送管，送5cm时查看一下导管走行；多数导管可调整复位，也有部分导管无法调整复位。

六、穿刺失败

【临床表现】

针头未穿入静脉，无回血，或针头斜面一半在血管内，一半在管腔外，局部疼痛及肿胀。

【预防措施】

1. 操作前告知患者并进行心理护理。说明穿刺置管的目的和必要性、可能出现的并发症及注意事项，消除其紧张心理，取得患者的配合。

2. 充分评估，在治疗初始就选择适宜的器材。

3. 注意保暖，环境温度适宜。

4. 力求达到最佳的血流动力学状态后再穿刺。

5. 熟悉静脉的解剖位置，避免盲目进针，提高穿刺技术。

6. 采用提高穿刺成功率的辅助技术，如B超+赛丁格（Seldinger）技术。

【处理措施】

1. 评估疼痛，嘱患者全身放松、深呼吸，帮助其分散注意力，减轻疼痛。

2. 出现血管破损后，立即拔针，局部按压止血。24小时后给予热敷，加速淤血吸收。

七、穿刺部位出血或血肿

【临床表现】

穿刺点渗血、肿胀、皮下淤血、刺痛。

【预防措施】

1. 穿刺前了解实验室检查结果和用药史。

2. 掌握正确的穿刺技术。

3. 选择适宜的导入针和导管。

4. 穿刺后及时撤出穿刺鞘。

5. 局部给予加压包扎。

6. 避免剧烈活动。

【处理措施】

1. 置管完毕后，除在穿刺点上方放置止血敷料外，常用弹力绷带加压包扎。

2. 对渗血不止的患者可在穿刺点上方放置冰袋加压止血。也可用手指在穿刺点加压止血。

3. 24小时内适当限制手臂活动，避免频繁剧烈咳嗽，咳嗽时可用手指在穿刺点加压，防止静脉压增高而渗血。

八、拔导丝困难

【临床表现】

拔导丝有阻力且导管呈串珠样皱褶。

【预防措施】

1. 穿刺前应先预冲导管并润滑导丝。

2. 穿刺时不得强行送管，如遇阻力应停止送管并退出导管少许，再轻轻地缓慢送管。

【处理措施】

1. 当拔导丝有阻力时，不要强行拔出，可用一只手固定穿刺点处导管，再尝试抽出导丝。

2. 当拔导丝有阻力且导管呈串珠样皱褶改变时，应立即停止抽取导丝，并使导管恢复原状，然后连同导管导丝一并退出10cm，再尝试抽出导丝。

第二节　动脉测压技术操作并发症的预防及处理

动脉测压技术是将留置针埋置在动脉血管内监测动脉血压的一种技术，它可持续准确地检测动脉血压，另外还可用于需反复抽取动脉血标本作血气分析、测定心输出量，适用于无法用无创法测量血压、需要低温麻醉和控制性降压患者以及外科大手术，尤其是体外循环及心内直视手术的患者，还有各种原因引起血压异常增高的患者等。动脉测压技术操作时可能引起疼痛，局部渗血、出血、血肿，动脉空气栓塞，局部感染，动脉血栓及远端肢体缺血，其主要的预防及处理措施如下。

一、疼痛

【临床表现】

置管部位疼痛，推注药物时疼痛加重。

【预防措施】

1. 向患者解释置管的目的、可能出现的并发症，消除其紧张心理，取得配合。
2. 提高注射技巧，尽可能一针穿刺成功。
3. 选择大小型号适宜的置管针。

【处理措施】

1. 评估疼痛，如与注射进针角度、手法等有关，及时调整手法、角度等。
2. 嘱患者全身放松、深呼吸，帮助患者分散注意力，减轻疼痛。

二、局部渗血、出血、血肿

【临床表现】

1. 穿刺后6小时内置管部位贴膜下有鲜红色的血液渗出。
2. 局部出血、形成血肿，表现为局部肿胀。

【预防措施】

1. 确保导管、连接管、三通接头连接牢固稳妥。
2. 交待患者，减少腕部的活动。
3. 穿刺后6小时内，严密观察穿刺部位。
4. 置管时动作要轻柔，尽量做到一次穿刺成功。

【处理措施】

1. 立即揭开贴膜，消毒穿刺点，无菌棉球加压后用无菌透明贴膜覆盖于棉球上，继续观察有无渗血。如无渗血，24小时后更换贴膜。如仍有渗血且较严重应报告医生，考虑拔管，拔管后按压15分钟。
2. 观察局部情况，避免血肿形成或局部慢性持续性出血致假性动脉瘤形成。

三、动脉空气栓塞

【临床表现】

患者出现呼吸困难、严重发绀。

【预防措施】

1. 确保导管、连接管、三通管无气泡。
2. 保持管路连接紧密，无脱落。

【处理措施】

1. 导管一旦脱出立即用无菌纱布按压15分钟。
2. 患者取左侧卧位和头低足高位。
3. 予以吸氧。

四、局部感染

【临床表现】

1. 患者穿刺部位有红、肿、热、痛，沿血管方向有条索状红线。
2. 患者全身表现 出现高热、寒战。

【预防措施】

1. 置管过程中严格无菌操作，使用的物品严格消毒。
2. 穿刺部位保持清洁干燥，无渗血渗液，穿刺部位每24小时消毒及用无菌透明贴膜覆盖，防止污染，如有渗血渗液，应立即更换。
3. 患者病情稳定后，不需要监测时应及早拔管，缩短置管时间，可减少血管内导管所致血行性感染的机会。
4. 每天监测体温4次，查血常规1次。

【处理措施】

1. 应及时寻找感染源。必要时，取创面分泌物或血做培养以协助诊断，并合理应用抗菌药物。
2. 立即拔管，局部用50%硫酸镁溶液+维生素B_{12}持续湿敷6小时，症状未解除可延长湿敷时间。

五、动脉血栓

【临床表现】

置管部位疼痛、麻木、动脉搏动减弱或消失。

【预防措施】

1. 选择对血管的刺激性较小、细且锋利的留置针，易于穿刺，提高穿刺成功率。

2. 将动脉测压管的各个接头连接处旋紧，防止松脱、回血，形成血栓。

3. 在患者循环功能稳定后，应及早拔管，不超过72小时。

4. 置管过程中应予以肝素生理盐水冲洗。

【处理措施】

1. 当管路有血凝块时立即用注射器抽出凝块，再缓慢推注0.1%肝素盐水冲洗导管。

2. 若回抽不通畅，切忌暴力冲管，以免血凝块冲入动脉内造成动脉栓塞，而采取立即拔管。

六、远端肢体缺血

【临床表现】

1. 置管侧肢体苍白缺血。

2. 尺动脉穿刺致远端肢体缺血时，监护仪上血氧饱和度的波形呈直线。

【预防措施】

1. 穿刺前判断尺动脉掌浅弓血流是否足够，只有Allen试验阴性者才能进行穿刺。

2. 密切观察监护仪上血氧饱和度的变化。

3. 固定置管肢体时，切勿行环形包扎或包扎过紧。

【处理措施】

发现有缺血征象如肤色苍白、发凉及有疼痛感等异常变化应及时拔管，并告知医生，进行处理。

（高竹林　彭永芝）

第二十一章
轴线翻身技术操作并发症的预防和处理

轴线翻身是指将头与脊柱成一直线，以这条直线为轴线所进行的体位变换。主要适用于颅骨牵引、脊椎损伤、脊椎术后、髋关节术后的患者翻身，起到预防压疮、保持患者舒适，预防脊椎的再损伤及髋关节脱位的作用。轴线翻身可能发生的并发症有坠床、继发性脊髓神经损伤、植骨块脱落、椎体关节突骨折、管道脱落、压疮等。

一、坠床

【临床表现】

患肢身体部分或全部跌落至床下。

【预防措施】

1. 操作前告知患者，向患者说明轴线翻身的目的、可能出现的并发症及注意事项，取得患者的配合。
2. 拉起床挡。

【处理措施】

1. 护士立即到患者身旁，评估生命体征及病情，迅速通知医生。
2. 配合医生进行检查，正确搬运患者至床上，采取必要的急救措施。
3. 严密观察病情变化，及时向医生汇报。
4. 及时记录坠床的时间、原因、病情及处理措施和效果，认真做好交接班。

二、继发性脊髓神经损伤

【临床表现】

原有神经压迫症状加重或出现呼吸肌麻痹、感觉运动及大小便功能

障碍 。

【预防措施】

1. 患者有颈椎损伤时，翻身必须由三人操作，勿扭曲或者旋转患者的头部，固定头部的操作者，沿纵轴向上略加牵引，使头、颈随躯干一起缓慢移动。

2. 翻身过程中及翻身后询问患者感受，如有不适需立即停止转动，通知医生。

【处理措施】

1. 立即评估患者的意识、生命体征，询问有无手足麻木、感觉运动减退或丧失等不适，并及时通知医生。

2. 配合医生进行检查，根据病情予以吸氧、心电监测，必要时采取急救措施。

3. 做好患者心理护理。

三、植骨块脱落

【临床表现】

1. 颈椎植骨块向前脱落可压迫食管、气管，患者表现为吞咽困难或进食有阻挡感，呼吸困难，甚至窒息；刺激血管，引起颈部血肿时，患者颈部有紧实感，心急气躁，呼吸费力，心率加快，口唇发绀。

2. 向后脱落压迫脊髓或神经，患者表现为原神经压迫症状加重，甚至出现瘫痪。

【预防措施】

1. 术后颈部制动，可将沙袋置于颈部两侧。

2. 翻身时头颈躯干保持在同一水平，侧卧时枕高应为肩的宽度，头颈位于中立位，不可倾斜过伸或过屈。

3. 术前备氧气、吸引装置、呼吸气囊、气管切开包等于床旁。

【处理措施】

1. 立即通知医生。

2. 密切观察患者的生命体征，尤其是呼吸情况、吞咽情况、肢体的感觉及反射情况。

3. 配合医生，做好再次手术的准备。

4. 安抚患者情绪。

四、椎体关节突骨折

【临床表现】

局部肌肉痉挛、疼痛、活动受限，尤其旋转活动严重受限。还可有神经根刺激症状，表现为相应部位的放射性疼痛或感觉异常。

【预防措施】

1. 翻身角度不可超过60°。
2. 翻身过程中患者突然诉不适时，须予以重视，不可强行翻身。

【处理措施】

1. 立即缓慢降低翻身角度，置患者于舒适卧位。
2. 通知医生查看，必要时行X线检查。

五、管道脱落

【临床表现】

管道脱出至体外。

【预防措施】

1. 妥善固定各管道，保证各管道有足够的长度。
2. 做好健康宣教，严防患者突然自行翻转。
3. 翻身时宜缓慢，将后路引流管置于患者背侧；前路引流管及导尿管置于患者腹侧。

【处理措施】

1. 普通引流管脱落后，护士应立即检查管道断端的完整性，通知医生换药，必要时协助医生做好重新置管的准备。
2. 胸腔闭式引流管脱落后，立即用凡士林纱布捂住引流口，用胶布牢固封闭，复查胸部X线，若结果报告正常，4～5日后取出凡士林纱布即可；如果胸腔积血积气等无好转甚至加重，即没有达到拔除引流管的指征，则先用凡士林纱布封堵引流口，再重新选择原引流口邻近的肋间隙作胸腔闭式引流术。
3. 观察伤口渗血渗液情况及患者的生命体征。

4. 记录管道脱落的时间、原因及处理经过，做好交接班。

六、压疮

【临床表现】

不同时期的压疮，临床表现各异。

1. 淤血红润期　为压疮初期。局部皮肤受压，出现暂时血液循环障碍，表现为红、肿、热、麻木或触痛。此期皮肤表面无破损情况，为可逆性改变。

2. 炎性浸润期　红肿部位继续受压，血液循环得不到改善，静脉回流受阻，受压部位因淤血而呈现紫红色，有皮下硬节和（或）有水疱形成。水疱破溃后，可见潮湿红润的创面，患者有疼痛感。

3. 溃疡期　静脉血回流严重受阻，局部淤血导致血栓形成，组织缺血、缺氧。轻者表皮水疱破溃后出现真皮层组织感染，浅层组织坏死，溃疡形成；重者坏死组织发黑，脓性分泌物增多，有臭味，可向深部扩散，甚至到达骨骼，更严重者还可出现脓毒血症。

【预防措施】

1. 进行压疮的危险性评估，密切观察皮肤变化，对于压疮的高危患者适当缩短翻身间隔时间。

2. 可使用气垫床、骨突处喷涂赛肤润、贴减压贴等预防压疮的发生。

3. 翻身时应避免拖、拉、推等动作，防止皮肤擦伤。

4. 大小便失禁、呕吐及出汗多的患者，应及时擦洗干净，做好皮肤护理，更换衣、裤，保持床褥柔软、干燥、平整无褶皱。

【处理措施】

1. 每1～2小时翻身1次，班班交接。

2. 做好饮食护理，保证每天摄入足量蛋白质（＞100g/d），改善局部血液循环以促进创面愈合。

3. 淤血红润期压疮可局部喷涂赛肤润后外贴减压贴；炎性浸润期压疮可先用络合碘消毒，待干后用减压贴盖住创面，以保护创面，渗液多时及时更换。

4. 对于溃疡期的压疮，可行冲洗治疗。先用3%过氧化氢（双氧水）涡流式冲洗，再用生理盐水冲洗，以避免残留的过氧化氢对皮肤造成刺激。

5. 配合理疗，如红外线、激光疗法，照射时应防止烫伤。

（谭晓菊）

第二十二章
体外电除颤技术操作并发症的预防及处理

电除颤是在短时间内给心脏外加较强的脉冲电流，使全部心肌瞬间除极，以终止异位心律，使之转变成窦性心律的一种治疗方法，是电复律技术的一种。目前，电除颤是普遍认可的治疗心室颤动的最有效方法，实施愈早，成功率愈高，但除颤成功并不意味着抢救成功，除颤后出现的诸多并发症可能危及患者生命，应及时加强防治。体外除颤技术操作可能的并发症包括心律失常、急性肺水肿、栓塞、心肌损伤、胸部皮肤灼伤。

一、心律失常

【临床表现】

电除颤后可诱发各种类型的心律失常，如房性、室性期前收缩，窦性心动过缓和房室交界性逸搏、窦性停搏。窦性心动过速，房性、室性心动过速，心脏传导阻滞，心室颤动等多种类型的心律失常，临床出现各类心律失常症状。

【预防措施】

1. 患者带有植入性起搏器，除颤时避开起搏器部位至少10cm，防止除颤造成其功能障碍。

2. 严密观察患者病情变化，及时发现心律失常。

3. 24小时持续多参数心电监护，严密监测患者的神志、心率、心律、血压、呼吸、血氧饱和度及心电示波情况，及时发现心律失常。

4. 监测血清电解质，特别注意血清钾浓度，防止血钾过高或过低再次导致心律失常而危及生命。

【处理措施】

1. 开放并保持静脉通道通畅。

2. 备好急救药品、除颤器、简易呼吸器，做好随时抢救的准备。

3. 期前收缩大多数分钟后可消失，无需特殊处理。若为严重的室性期前收缩并持续不消退者，应使用抗心律失常药物治疗；若出现室性心动过速、心室颤动，可再行电极复律；若出现窦性心动过缓、窦性停搏、窦房传导阻滞或房室传导阻滞，症状轻能自行恢复者可不做特殊处理，必要时可使用阿托品、异丙肾上腺素以提高心率，或安装临时心脏起搏器。

二、急性肺水肿

【临床表现】

1. 患者突发严重的呼吸困难，呼吸频率常达30～40次/分，端坐呼吸。
2. 伴咳嗽，咳白色或粉红色泡沫痰。
3. 患者烦躁不安，口唇发绀，大汗淋漓，心率增快，两肺布满湿啰音及哮鸣音。
4. 严重者可出现神志模糊，救治不及时常危及患者生命。

【预防措施】

1. 严密观察病情变化，及时发现急性肺水肿。
2. 保持静脉通道通畅。
3. 备好急救药品、物品。

【处理措施】

1. 取半坐卧位，两腿下垂，以减少静脉回流。
2. 给予高流量吸氧，氧流量6～8L/min，并用50%乙醇湿化。乙醇能降低肺泡内泡沫的表面张力使泡沫破裂，从而改善通气。
3. 遵医嘱给予镇静剂，皮下或肌内注射吗啡5～10mg或哌替啶50mg，但昏迷、休克、严重肺部疾病患者应禁用。
4. 遵医嘱给予利尿剂，如呋塞米20～40mg，减少回心血量。
5. 遵医嘱给予血管扩张剂，降低前后负荷。
6. 遵医嘱给予强心剂，如缓慢静脉注射毛花苷C（西地兰）0.2～0.4mg。
7. 遵医嘱给予糖皮质激素，如地塞米松，减少毛细血管通透性，降低周围血管阻力。
8. 遵医嘱给予氨茶碱，解除支气管痉挛，稀释后缓慢静脉注射。
9. 及时、准确、详细地记录抢救过程。

三、栓塞

【临床表现】

除颤易使心腔内新形成的栓子脱落，而造成栓塞。右心腔栓子脱落易造成肺循环栓塞，左心腔栓子脱落，易造成体循环栓塞。一般在电除颤24～48小时或2周后发生。

1. 肺栓塞

（1）呼吸困难、急促：约85%的患者出现呼吸困难症状。

（2）胸疼：胸疼是肺栓塞的常见表现，75%的患者表现为胸膜样疼痛，部分患者在发病早期即出现类似心绞痛样的疼痛。

（3）晕厥：常常是慢性栓塞性肺动脉高压的唯一或首发症状，其发生率约14%。

（4）休克：患者常大汗淋漓、焦虑、血压下降、少尿等。

（5）下肢深静脉血栓形成：可出现浅静脉怒张，深静脉压痛，双下肢不对称性水肿。

（6）咯血：多发生于栓塞24小时内，量少，约30ml，大咯血少见。

（7）发热：少数患者出现发热，常为低热。个别患者体温可达39℃以上，并持续1周左右。

（8）肺部、心脏、深静脉血栓形成的相应体征：如常可闻及细湿啰音、哮鸣音，下肢水肿等。

2. 体循环栓塞　栓子栓塞到不同的部位可出现相应的临床表现，如脑栓塞表现为偏瘫、偏身麻木、讲话不清等。

【预防措施】

密切监测呼吸、心率、血压、ECG及血气的变化，尤其注意下肢深静脉栓塞临床表现；发现异常及时报告医生。

【处理措施】

1. 患者取仰卧位卧床休息，若血栓来自下肢，应抬高下肢，减少活动。

2. 给氧　持续鼻导管吸氧，缺氧明显者可用面罩给氧，必要时用人工呼吸机或者高频通气。

3. 止痛　可皮下注射吗啡5～10mg（昏迷、休克、呼吸衰竭者禁用），哌替啶50～100mg肌内注射或者罂粟碱30～60mg肌内注射。

4. 抗休克　用多巴胺20～40mg或者（与）间羟胺20～40mg加入5%葡萄

糖溶液100～200ml中静脉滴注，依据血压水平调整升压药物的浓度与滴注速度，保持收缩压在90mmHg左右。

5. 治疗心力衰竭　遵医嘱给予利尿、强心药，毒毛花苷K 0.25mg或者毛花苷C 0.4～0.8ml加入50%葡萄糖20～40ml内缓慢静脉注射。

6. 支气管平滑肌痉挛明显者，给予氨茶碱缓慢静脉注射，必要时可静脉注射地塞米松10～20mg。

7. 溶栓治疗。

8. 抗凝治疗　可用肝素和华法林。

9. 外科手术摘除栓子。

四、心肌损伤

【临床表现】

心电图上出现ST-T波改变，血心肌酶升高或血压下降。个别患者可出现病理性Q波。

【预防措施】

1. 24小时持续多参数心电监护，严密监测患者心电图、血压变化。

2. 遵医嘱检测血心肌酶。

【处理措施】

1. 轻者5～7天可恢复正常，无需特殊处理。

2. 持续时间较长且不见好转者，根据情况给予相应处理。

五、胸部皮肤灼伤

【临床表现】

电击部位皮肤红斑、水疱，也可呈块状、线型灼伤，水疱破损后溃烂。

【预防措施】

1. 除颤前检查并清洁除颤部位皮肤。

2. 正确选择电极板　大小：成人电极板直径10～13cm，婴儿4～5cm，儿童8cm。

3. 电极板上涂满导电胶或用4层0.9%氯化钠注射液纱布包裹电极板，以保证电极板与皮肤良好接触，防止空气间隙使接触电阻增高而烧伤皮肤。

4. 保持局部皮肤清洁干燥，避免皮肤摩擦，防止皮肤破损。

【处理措施】

根据皮肤灼伤程度按烧伤创面进行相应处理。

（姜志连）

第二十三章
肠造口护理技术操作并发症的预防及处理

肠造口是指因治疗需要，把一段肠管拉出腹腔，并将开口缝合于腹壁以排泄粪便或尿液。肠造口术是外科常施行的手术之一，既是挽救患者生命的需要，也是改善患者生活质量的手段。肠造口术根据目的分为排泄粪便的肠造口术（即人工肛门）和排泄尿液的肠造口术（即尿路造口）。根据造口肠段分为回肠造口术和结肠造口术（包括盲肠造口术、升结肠造口术、横结肠造口术、降结肠造口术和乙状结肠造口术）。肠造口护理的目的在于改善并提升患者生活质量，但如果护理不当，常会引起各种并发症，如刺激性皮炎，接触性皮炎，肠黏膜出血等。因此护理人员应具备肠造口护理的专业知识及技术，正确选用造口用具，有效预防并妥善处理各种并发症。

一、刺激性皮炎

【临床表现】

主要是由于排泄物长期反复刺激使造口周围皮肤瘙痒、疼痛、红、肿、溃烂。

【预防措施】

1. 造口治疗师于术前提供理想的造口定位，减少因造口位置选择不佳给造口护理带来的困扰。造口位置原则上应该让患者自己能看见、腹部平坦部位、腹直肌以内，应避开瘢痕、皱褶、肚脐、腰部、髂骨、耻骨、手术切口、有慢性皮肤病变等部位。

2. 指导患者注意坐、卧、弯腰的姿势，针对腹部凹陷不平之处，可用防漏膏或防漏条进行填补。

3. 根据造口类型及状况选择合适的造口用具。

4. 根据造口的大小及形状来裁剪底盘，底盘口径比肠造口直径大2mm即可。

5. 指导患者定期更换造口底盘。回肠造口3～5天更换，结肠造口5～7天更换。如造口底盘渗漏，应及时更换。

【处理措施】

1. 检查并去除刺激源。

2. 造口周围皮肤瘙痒、疼痛、红肿，选择生理盐水或温水进行清洗，擦干后撒适量造口护肤粉并抹匀，再贴皮肤保护膜，最后粘贴造口袋。

3. 如皮肤出现溃烂，可根据具体情况选择水胶体、泡沫等伤口敷料处理，再粘贴造口袋。

二、过敏性皮炎

【临床表现】

造口周围皮肤红斑及水疱，皮疹的部位仅限于变应原接触部位；患者自觉受累皮肤瘙痒及烧灼感。

【预防措施】

1. 评估患者的体质情况，针对某些特异体质患者，在术前做皮肤过敏测试：即将各种品牌的底板胶各剪一小块贴于患者腹部皮肤上，评估患者皮肤是否有红、肿、痒、烧灼感或其他过敏反应，选择其中两种最适合的底盘交替使用。

2. 若对任何品牌的造口底盘都过敏，则建议两种处理方式：第一，可先贴水胶体敷料保护皮肤后，再贴造口底盘；第二，如为降结肠或乙状结肠造口患者，大便成形且有规律时可选择结肠灌洗，不需粘贴造口袋。

3. 如对含乙醇的防漏膏、皮肤保护膜等过敏，改用非乙醇产品。

4. 如对腰带、造口腹带过敏，建议在腰带、造口腹带内垫上棉质的手帕或毛巾，隔绝与皮肤的接触及减少摩擦。

【处理措施】

1. 根据皮肤测试结果更换另一系列造口用品。

2. 洗净擦干后，根据医嘱使用类固醇药物涂于皮肤上，10分钟后用温水洗净擦干，再按刺激性皮炎的处理。

3. 若情况无改善者，请皮肤科医生会诊。

三、念珠菌感染

【临床表现】

初期表现为皮肤瘙痒，然后会出现白色疹子的脓疱及界限清楚的皮肤红斑，皮肤奇痒无比。

【预防措施】

1. 根据患者造口情况，选择合适的造口用品。

2. 指导患者定期更换造口底盘　回肠造口3～5天更换，结肠造口5～7天更换。如造口底盘渗漏，及时更换。

3. 造口周围皮肤若有毛发时，需用剪刀剪除毛发，不可用剃刀剔除。

【处理措施】

1. 重新评估患者的造口底盘选择是否适当，以免周围皮肤受到排泄物污染。

2. 洗净擦干后，遵医嘱涂抗真菌药物于皮肤上，10分钟后用温水洗净、擦干，再粘贴造口袋。抗真菌药物需持续使用2～3周，勿中途停药，以免影响治疗效果。

四、毛囊炎

【临床表现】

造口周围皮肤出现红疹、脓疱。

【预防措施】

1. 造口周围皮肤若有毛发时，需用剪刀剪除毛发，不可用剃刀剔除。

2. 撕除造口袋时，一手按压皮肤，一手缓慢去除造口底盘。

3. 若底盘粘贴过紧，不易去除时，则用湿纱布先湿敷几分钟或使用皮肤剥离剂再去除。

【处理措施】

1. 如造口周围红疹，洗净擦干后撒适量造口护肤粉并抹匀，再贴皮肤保护膜。

2. 毛囊出现脓疱，应怀疑是否有真菌或金黄色葡萄球菌属的感染，并针对其菌种，遵医嘱使用抗感染药物。

五、皮肤增生

【临床表现】

造口周围皮肤皮层增厚，出现疣状的突起，色素沉着，呈深棕色、灰黑色或灰白色，有时伴疼痛感。

【预防措施】

1. 参见本章念珠菌感染的预防措施。

2. 根据造口的大小及形状来裁剪底盘，底盘口径比肠造口直径大2mm即可。

【处理措施】

1. 增生皮肤的处理，需佩戴凸面造口底盘将增生压平。

2. 若增生的皮肤有破损，可先涂抹造口护肤粉再粘贴造口袋。

3. 严重增生的患者，建议手术治疗。

六、机械性皮肤损伤

【临床表现】

造口周围皮肤表层被撕开，可引起皮肤发红、破溃及疼痛。

【预防措施】

1. 患者造口周围皮肤水肿或脆弱时，预防性使用皮肤保护膜，尽量选择粘性较低的造口底盘。

2. 若底盘粘贴过紧，不易去除时，则先用湿纱布湿敷几分钟或使用皮肤剥离剂后再去除。

【处理措施】

1. 重新评估造口护理技巧，去除造口袋或清洗造口周围皮肤时，动作要轻柔。

2. 如造口周围皮肤发红、疼痛，洗净擦干后撒适量造口护肤粉并抹匀，再贴皮肤保护膜。

3. 如造口周围皮肤出现破溃，可根据具体情况选择水胶体、泡沫等伤口敷料处理后，再粘贴造口袋。

七、黏膜移位

【临床表现】

肠黏膜移位至造口周围皮肤生长。

【预防措施】

1. 手术时须将造口缝于真皮层，而不能只缝于表皮。

2. 选择柔软、尺寸合适的造口底盘，以免造口边缘受压引起黏膜移位。

【处理措施】

1. 更换造口袋时动作要轻柔，避免加重造口损伤。

2. 重新度量造口的外形及尺寸，底盘口径比肠造口直径大2mm即可。

3. 较小的黏膜移位可使用造口护肤粉，严重者可使用藻酸盐敷料，外涂防漏膏，再粘贴造口袋。

八、尿酸结晶

【临床表现】

只发生于尿路造口患者，表现为白色粉末结晶体黏附在造口或造口周围皮肤上。

【预防措施】

1. 指导患者多吃酸性食物（如肉类、蛋、面包及面类等），多喝蔓越莓汁等。

2. 鼓励患者补充充足的水分，每天饮水2000～3000ml。

【处理措施】

1. 清洗造口周围皮肤　先用白醋（醋与水容积比为1∶3）清洗后再用清水清洗，每天1次。

2. 酸化尿液　如服用大剂量维生素C，每天4g致尿液呈酸性。

3. 正确使用造口袋　使用有防反流装置的尿路造口袋，晚间要接床旁袋。

九、皮肤黏膜分离

【临床表现】

造口处的肠黏膜与腹壁皮肤的缝合处出现分离。

【预防措施】

1. 及时处理造口局部缺血坏死症状。

2. 不宜过早拆除造口黏膜缝合处的缝线，拆线时间应根据患者具体情况而定，一般为10天左右。

【处理措施】

1. 逐步清除局部的黄色腐肉或坏死组织。

2. 用棉签轻探分离的深度，根据分离的深度来选择伤口敷料填塞。分离部分表浅，渗液少宜选用造口护肤粉后再用防漏膏遮挡，再粘贴造口袋；分离部分较深，渗液多宜选用藻酸盐类敷料填塞后再用防漏膏遮挡，再粘贴造口袋。

3. 一般2~3天更换分离处敷料1次，直至分离处完全愈合。

4. 分离处愈合后要指导扩肛，预防造口狭窄。

十、肉芽肿

【临床表现】

肉芽肿为良性组织，呈红色颗粒状，触之易出血，通常发生于黏膜与皮肤接触处，围绕着造口的边缘生长。

【预防措施】

1. 按时拆除造口周围缝线。

2. 选择合适的造口用品，避免因坚硬造口物品（如底盘）刺激造口边缘而产生肉芽增生。

【处理措施】

1. 检查造口周围是否有缝线仍未脱落，及时拆除造口缝线。

2. 正确测量造口大小，底盘裁剪口径比造口直径大2mm。

3. 较小的肉芽用硝酸银点灼，使其变白后转黑，最后坏死脱落；较大肉芽肿可能需要电灼。

十一、肠黏膜出血

【临床表现】

肠黏膜上有血液流出。

【预防措施】

1. 造口袋内放入适量空气和油剂（液状石蜡、植物油、麻油等），以免造口袋上薄膜来回摩擦造口引起黏膜出血。

2. 护理造口时，动作要轻柔，避免利器划伤黏膜引起出血。

【处理措施】

1. 注意观察出血的量及颜色，并做好记录和交班。

2. 出血少时，涂上造口护肤粉后用柔软的纸巾或纱布按压止血。

3. 出血量较多时，可用1‰肾上腺素溶液浸湿纱布压迫或用云南白药粉外敷后用纱布压迫止血。

十二、造口水肿

【临床表现】

通常发生在术后早期，造口隆起、肿胀和发亮。

【预防措施】

注意造口袋的裁剪技巧，根据造口的大小及形状来裁剪底盘，底盘裁剪口径比造口直径大2mm，避免紧箍肿胀的造口而影响血液循环。

【处理措施】

1. 轻微者不用处理。
2. 严重者用3%的高渗盐水或50%的硫酸镁湿敷。
3. 严密观察造口黏膜的颜色，避免导致缺血坏死。

十三、造口旁疝

【临床表现】

轻者表现为肠造口基底或周围隆起，患者会有局部坠胀不适感；重者会引起嵌顿性腹壁疝或肠梗阻。

【预防措施】

1. 术前造口定位时尽量选择在腹直肌上。
2. 教育患者术后6~8周避免做增加腹压的工作（如提举重物）。
3. 减轻腹压，如慢性便秘及时药物治疗、咳嗽时用手按压造口部位等。
4. 控制体重，避免因体重增长过快而引起造口旁疝。

【处理措施】

1. 宜选择底盘柔软的一件式造口袋，避免选用两件式尤其是凸面底盘造口袋。
2. 如采用结肠造口灌洗者要停止灌洗。
3. 指导患者了解肠梗阻的症状和体征，以便及时就诊。
4. 情况较轻时，可使用造口腹带加以支持固定，严重者需行手术修补。

十四、造口回缩

【临床表现】

造口内陷低于皮肤表层，容易引起排泄物渗漏，导致造口周围皮肤损伤。

【预防措施】

1. 不宜过早拆除造口黏膜缝合处的缝线，拆线时间应根据患者具体情况而定，一般为10天左右。

2. 袢式造口支架不宜过早拔除，一般10～14天拔除。

3. 控制体重，避免因造口周围脂肪过多而使造口内陷。

4. 及时处理造口缺血坏死症状，以免肠管回缩至筋膜上或腹腔内。

【处理措施】

1. 轻度回缩者可使用凸面底盘，配合腰带使用，严重者可能需手术治疗。

2. 皮肤有损伤者，可涂抹造口护肤粉或使用皮肤保护膜后再粘贴造口袋。

3. 乙状结肠造口皮肤持续损伤者，可考虑采用结肠灌洗法。

（金自卫）

第二十四章
肠内营养喂饲技术操作并发症的预防及处理

肠内营养是经胃肠道用口服或管饲来提供、补充代谢需要的营养基质及其他各种营养素的营养支持方法，一般为胃肠道功能良好的患者首选的营养方式。本章主要介绍了鼻胃管鼻饲技术、留置胃管喂饲技术、造瘘口管饲技术、胃肠减压术等几种肠内营养方法的并发症的预防和处理。

第一节　鼻胃管鼻饲技术操作并发症的预防及处理

鼻饲技术是通过导管经一侧鼻腔插入胃内，从管内灌注流质食物、水、药物的方法。主要适用于以下两类患者：一类是意识发生障碍不能进食的患者，如中枢神经系统损害引起的昏迷，延髓麻痹引起的吞咽障碍，慢性消耗性疾病晚期伴有意识障碍者；另一类是消化道手术后及无法正常经口进食的患者，需提供含丰富营养素的流质饮食，保证患者摄入足够的热量及营养素，促进身体早日康复。

一、腹泻

【临床表现】

1. 患者大便次数增多，部分出现排水样便。
2. 有时伴或不伴有腹痛、肠鸣音亢进。

【预防措施】

1. 询问饮食史，对饮用牛奶、豆浆等易致腹泻者，原来胃肠功能差或从未饮过牛奶的患者要慎用含牛奶、豆浆的鼻饲液。
2. 鼻饲液配制过程中应防止污染，每天配制当日量，并置于4℃冰箱内保存，食物及容器应每天煮沸灭菌后使用。
3. 鼻饲液温度以37～42℃最为适宜。室温较低时，有条件者可使用加温器或把输注皮管压在热水袋下以保持适宜的温度。

4. 注意浓度、容量与滴速　浓度由低到高，容量由少到多，滴速一开始40～80ml/h，3～5日后增加到100～125ml/h，直到满足患者的营养需求为宜，尽量使用接近正常体液渗透克分子浓度（300mmol/L）的溶液，对于较高渗透克分子浓度的溶液，可采用逐步适应的方法，配合加入抗痉挛和收敛的药物控制腹泻。

【处理措施】

1. 评估腹泻的原因，菌群失调患者，可口服乳酸菌制剂；有肠道真菌感染者，给予抗真菌药物。严重腹泻无法控制时可暂停喂食。

2. 腹泻频繁者，要保持肛周皮肤清洁干燥，可用温水轻拭后涂氧化锌或鞣酸软膏，防止皮肤溃烂。

二、胃食管反流、误吸

【临床表现】

1. 在鼻饲过程中，患者出现呛咳、气喘、心动过速、呼吸困难、咳出或经气管吸出鼻饲液。

2. 吸入性肺炎患者　体温升高、咳嗽，肺部可闻及湿性啰音和水泡音。胸部X线片有渗出性病灶或肺不张。

【预防措施】

1. 选用管径适宜的胃管，坚持匀速、限速滴注原则。

2. 昏迷患者翻身应在管饲前进行，以免胃因受机械性刺激而引起反流。

3. 危重患者，鼻饲前应吸净气道内痰液，以免鼻饲后吸痰憋气使腹内压增高引起反流。鼻饲时和鼻饲后取半坐卧位，借重力和坡床作用可防止反流。

4. 肠内营养时辅以胃肠动力药（多潘立酮、西沙必利、甲氧氯普胺）可解决胃轻瘫、反流等问题，一般在喂养前半小时由鼻饲管注入。在鼻饲前先回抽，检查胃潴留量。鼻饲过程中保持头高位30～40°或抬高床头20～30°，能有效防止反流，注意勿使胃管脱出。

【处理措施】

1. 一旦发生误吸，立即停止鼻饲，取头低右侧卧位，吸除气道内吸入物，气管切开者可经气管套管内吸引，然后胃管接负压瓶。

2. 有肺部感染迹象者及时运用抗菌药物。

三、便秘

【临床表现】

大便次数减少，甚至秘结，患者出现腹胀。

【预防措施】

调整营养液配方，增加纤维素丰富的蔬菜和水果的摄入，食物中可适量加入蜂蜜和香油。

【处理措施】

1. 便秘者必要时肛管注入20ml开塞露，酚酞（果导）0.2g每天3次经鼻胃管内注入，必要时用0.2%～0.3%肥皂水200～400ml低压灌肠。

2. 老年患者因肛门括约肌较松弛，加上大便干结，往往灌肠效果不佳，需人工取便，即用手指由直肠取出嵌顿的粪便。

四、鼻、咽、食管黏膜损伤和出血

【临床表现】

1. 咽部不适、疼痛、吞咽障碍，鼻腔流出血性液体。

2. 部分患者有感染症状，如发热。

【预防措施】

1. 患者清醒时，向其解释、说明操作目的和意义，取得患者的充分合作。置管动作要轻柔。

2. 长期留置胃管者，选用聚氯酯和硅胶喂养管，质地软、管径小，可减少插管时对黏膜的损伤。对需手术的患者，可在手术室前麻醉镇静后插管，亦可选用导丝辅助置管法。对延髓麻痹昏迷的患者，因舌咽神经麻痹，常发生舌后根后坠现象，可采用侧位拉舌置管法，即患者取侧卧位，常规插管12～14cm，助手用舌钳将舌体拉出，术者即可顺利插管。

3. 长期鼻饲者，应每天用液状石蜡滴鼻2次，防止鼻黏膜干燥、糜烂。

4. 用pH试纸测定口腔pH，选用适当的药物。每天行口腔护理2次，每3～4周更换胃管1次，晚上拔出，翌日晨再由另一鼻孔插入。

5. 可用混合液咽部喷雾法预防，即用2%甲硝唑15ml、2%利多卡因5ml、地塞米松5mg的混合液，加入喷雾器内，向咽部喷雾4次，每天3次，每次2～3ml。

【处理措施】

1. 腔黏膜损伤　引起的出血量较多时，可用冰盐水和去甲肾上腺素浸湿的纱条填塞止血。

2. 咽部黏膜损伤　可雾化吸入地塞米松、庆大霉素等，每天2次，每次20分钟以减轻黏膜充血水肿。

3. 食管黏膜损伤出血　可给予制酸、保护黏膜药物，如H_2受体阻滞剂雷尼替丁，质子泵抑制剂奥美拉唑（洛赛克），黏膜保护剂麦滋林等。

五、胃出血

【临床表现】

1. 轻者胃管内可抽出少量鲜血。
2. 出血量较多时呈陈旧性咖啡色血液。
3. 严重者血压下降，脉搏细速，出现休克。

【预防措施】

1. 重型颅脑损伤患者可预防性使用制酸药物，鼻饲时间间隔不宜过长。
2. 注食前抽吸力量适当。
3. 牢固固定鼻胃管，躁动不安的患者可遵医嘱适当使用镇静剂。

【处理措施】

1. 胃活动性出血时可用冰盐水洗胃，凝血酶200U胃管内注入，每天3次。暂停鼻饲，做胃液隐血试验，遵医嘱奥美拉唑40mg静脉注射，每天2次。

2. 患者出血停止48小时后，无腹胀、肠麻痹，能闻及肠鸣音，胃空腹潴留液<100ml时，方可慎重开始喂养，初量宜少，每次<15ml，每4～6小时1次。

六、胃潴留

【临床表现】

腹胀，鼻饲液输注前抽吸胃液可见胃潴留量>150ml，严重者可引起胃食管反流。

【预防措施】

1. 每次鼻饲的量不超过200ml，间隔时间不少于2小时。

2. 每次鼻饲完后，可协助患者取高枕卧位或半坐卧位，以防止潴留于胃内的食物反流入食管。

3. 在患者病情许可的情况下，增加翻身次数，鼓励其多床上及床边活动，促进胃肠功能恢复，并可依靠重力作用使鼻饲液顺肠腔运行，预防和减轻胃潴留。

【处理措施】

胃潴留的重病患者，予甲氧氯普胺60mg每6小时1次，加速胃排空。

七、呼吸、心搏骤停

【临床表现】

插管困难，患者突发恶心呕吐、抽搐、双目上视、意识丧失、面色发绀、血氧饱和度下降，继之大动脉（颈动脉、股动脉）搏动消失，呼吸停止。

【预防措施】

1. 有心脏病史的患者插胃管须谨慎小心。

2. 患者生命垂危、生命体征极不稳定时，应避免插胃管，防止意外发生。如因病情需要必须插管，要持谨慎态度，操作前备好抢救用物，在医生指导下进行。插管前可将胃管浸泡在70℃以上的开水中20秒，使胃管温度保持在35～37℃，减少胃管的化学刺激和冷刺激。

3. 必要时在胃管插入前予咽喉部黏膜表面麻醉，先用小喷壶在咽喉部喷3～5次1%丁卡因，当患者自觉咽喉部有麻木感时再进行插管，以减少刺激和不良反应。操作要轻稳、快捷、熟练，尽量一次成功，避免反复刺激。操作中严密监测生命体征，如发现异常，立即停止操作，并采取相应的抢救措施。

4. 对合并有慢性支气管炎的老年患者，插管前10分钟可选用适当的镇静剂或阿托品肌内注射，床旁备好氧气，必要时给予氧气吸入。

【处理措施】

一旦发生呼吸、心搏骤停，立即进行心肺复苏予以抢救，如施行胸外心脏按压、气管内插管、人工呼吸等。

八、血糖紊乱

【临床表现】

1. 高血糖症表现为餐后血糖高于正常值。

2. 低血糖症可出现出汗、头晕、恶心、呕吐、心动过速等。

【预防措施】

1. 鼻饲配方尽量不加糖或由营养师配制。

2. 为避免低血糖症的发生，应缓慢停用要素饮食，同时补充其他糖。

【处理措施】

1. 对高血糖症患者可补给胰岛素或改用低糖饮食，也可注入降糖药，同时加强血糖监测。

2. 一旦发生低血糖症，立即静脉注射高渗葡萄糖。

九、水、电解质紊乱

【临床表现】

1. 低渗性脱水患者早期出现周围循环衰竭，特点是直立性低血压，后期尿量减少，尿比重低，血清钠 < 135mmoI/L，脱水征明显。

2. 低血钾患者可出现神经系统症状，表现为中枢神经系统抑制和神经-肌肉兴奋性降低症状，早期烦躁，严重者神志淡漠、嗜睡、软弱无力，腱反射减弱或消失，软瘫等。循环系统可出现室性心动过速，心悸、心律不齐、血压下降。血清电解质检查钾 < 3.5mmol/L。

【预防措施】

1. 严格记录出入量，以调整营养液的配方。

2. 监测血清电解质的变化及尿素氮的水平。

3. 尿量多的患者给予含钾高的鼻饲液。

【处理措施】

必要时给予静脉补钾，防止出现低血钾。

十、食管狭窄

【临床表现】

拔管后饮水出现呛咳、吞咽困难。

【预防措施】

1. 尽量缩短鼻饲的时间，尽早恢复正常饮食。

2. 插管时动作要轻、快、准，避免反复插管。插管后牢固固定，咳嗽或剧烈呕吐时将胃管先固定，以减少胃管上下活动而损伤食管黏膜。

3. 拔管前让患者带管训练喝奶、喝水，直到吞咽功能完全恢复即可拔管。

【处理措施】

发生食管狭窄者行食管球囊扩张术，术后饮食从流质、半流质逐渐过渡。

第二节　留置胃管喂饲技术操作并发症的预防及处理

留置胃管喂饲技术主要应用于长期不能进食的患者。由于置管时间长，患者自身体质弱或操作者技术水平不高等原因，可发生一些并发症，如败血症、声音嘶哑、呃逆、胃食管黏膜损伤出血、食管狭窄等。

因胃食管黏膜损伤出血和食管狭窄的临床表现、预防及处理与鼻胃管鼻饲技术基本相同，在此不予重复叙述。本节重点介绍其他并发症的主要临床表现、预防及处理措施。

一、败血症

【临床表现】

1. 患者突发寒战、高热、四肢颤抖，反复出现、规律性发作。

2. 检验白细胞呈进行性增高，血及胃液培养可见致病菌如肺炎克雷伯菌生长。

【预防措施】

1. 留置胃管前各器械及管道须彻底消毒。可选用改良胃管，即在传统胃管尾部加一个可移动塑料止水管夹，并在尾端口加一硅胶管塞，手轻轻一按即可关闭胃管，既能有效防止胃内液体外流，也能防止细菌通过胃管污染胃腔，从而减少条件致病菌所诱发的感染。

2. 对急性胃肠炎患者需留置胃管时要谨慎，胃管的前端不要太靠近胃黏膜，以免损伤充血水肿的胃黏膜而引起感染。

3. 注意观察用药后引起的细菌异常繁殖现象。

4. 密切观察胃液的颜色、量，及时发现问题。

【处理措施】

若发生败血症，遵医嘱尽早予以相应的药物治疗。

二、声音嘶哑

【临床表现】

置管后或留置期间出现咽喉疼痛，声音嘶哑。

【预防措施】

1. 根据年龄、性别、个体差异选择粗细适宜的胃管，采用硅胶管可减轻局部刺激。

2. 病情允许应尽早拔除胃管。

【处理措施】

1. 发现声嘶后嘱患者少说话，使声带得以休息。

2. 加强口腔护理，保持局部湿润，给予雾化吸入，口服B族维生素及激素治疗，以减轻水肿，营养神经，促进康复。

三、呃逆

【临床表现】

参见第十章洗胃操作并发症的预防及处理中的顽固性呃逆并发症的临床表现。

【预防措施】

留置胃管每天需做口腔护理，注意不用冷水刺激，以免加重呃逆，可用温开水，口腔护理的棉球不要过湿。

【处理措施】

1. 一旦发生呃逆，可首先采用分散注意力的方法，如给患者突然提问或交谈等。或轮流用拇指重按患者两侧攒竹穴，每侧一分钟，多能缓解。亦可将两示指分别压在患者左右耳垂凹陷处的翳风穴，手法由轻到重，压中带提，以患者最大耐受量为佳，持续一分钟后缓慢松手即可止呃逆。

2. 若上述方法无效，可舌下含服硝苯地平10mg，或予甲氧氯普胺20~40mg肌内注射，严重者可予氯丙嗪50mg肌内注射。

第三节　造瘘口管饲技术操作并发症的预防及处理

造瘘口管饲饮食是将食物制成流质或糊状，通过胃或肠道的造瘘口输入胃肠道，以保证患者获得所需的营养素，适用于食管严重病变、无法进食也不能经食管鼻饲者，或因腹内脏器严重病变，如急性重症胰腺炎，不宜经胃给予食物的患者。造瘘口管饲饮食根据导管插入的途径，可分为胃造瘘口（导管经造瘘口插入胃内）和空肠造瘘口（导管经空肠造瘘口插至空肠内）两种。胃造瘘有外科手术和经皮内镜胃造瘘术两种方法，后者创伤较小，仅需局麻即可解决问题，是一种简便、安全、有效的方法，临床应用日益广泛。造瘘口管饲饮食操作简便、安全快捷，并发症少，可能的并发症为感染。

【临床表现】

1. 造瘘口不愈合，瘘口周围红、肿、热、痛。

2. 严重者出现寒战、高热、腹泻等全身感染症状，外周血象检查白细胞计数增高。

【预防措施】

1. 严格遵守操作规程，加强无菌操作观念，每天彻底清洗消毒喂饲管，并更换所有喂饲用品。

2. 保持造瘘口伤口敷料清洁、每天更换敷料，如有污染应随时更换。每天用1%聚维酮碘消毒造瘘口周围皮肤，严密观察置管处有无红、肿、热、痛及分泌物。

3. 监测体温每4小时1次，发现不明原因的发热或血象升高，要注意是否有管道感染。

4. 室温下配制管饲液，管饲食物必须配制新鲜，储存时间不超过6小时。夏季需现配现用。

5. 每天输完营养液后用无菌纱布包裹造瘘管开口端。

【处理措施】

1. 已发生感染者，应查明引起感染的原因。如为造瘘口周围皮肤化脓感染，可穿刺或切开排脓，每天换药，用无菌纱布敷盖，脓液送细菌培养。

2. 如为造瘘管管腔污染引起，则应更换造瘘管，同时加用抗菌药物抗感染治疗，密切观察体温变化，高热者予以物理或药物降温，擦干汗液，更换衣被。

3. 腹泻者予以对症治疗。

第四节　胃肠减压术操作并发症的预防及处理

胃肠减压术是利用负压吸引和虹吸作用的原理，通过胃管将积聚于胃肠道内的气体及液体吸出，对胃肠道梗阻患者可减低胃肠道内的压力和膨胀程度；对胃肠道穿孔患者可防止胃肠内容物经破口继续漏入腹腔；并有利于胃肠吻合术后吻合口的愈合。常见的并发症有引流不畅、插管困难、上消化道出血等。

一、引流不畅

【临床表现】

1. 腹胀无缓解或加剧，检查负压引流装置，无引流物引出，或引流物突然减少；引出的胃液量明显低于正常胃液分泌量（正常人24小时分泌的胃液量为1200~1500ml）。

2. 注射器回抽时阻力增大；注气时胃部听诊无气过水音；冲洗胃管，引流量明显小于冲洗量。

【预防措施】

1. 对于清醒的患者在插管过程中，耐心向其说明插管的目的和步骤，告知插管过程中配合的注意事项（如吞咽的速度、呕吐时的处理方法等），医护人员的插管速度尽量与患者的吞咽速度相吻合，以免胃管在患者的口腔内弯曲；工作中加强责任感，定时检查胃管，及时发现和纠正滑出的胃管。

2. 为昏迷患者插胃管时，插管前先撤去患者的枕头，头向后仰，以免胃管误入气管；当胃管插入15cm时，将患者头部托起，使下颌靠近胸骨柄，以增大咽喉部通道的弧度，便于胃管顺利通过会厌部，可防止胃管在咽部或食管上段盘旋。

3. 定时更换胃管，以防止胃酸长时间腐蚀胃管，使其变质从而发生粘连，造成胃管不通畅。

4. 对于昏迷、烦躁的患者进行适当的约束，以防止胃管被拔出，减少胃管滑脱。

5. 操作者熟练掌握操作技术，确定胃管进入胃腔方可行负压引流，并注意插入的长度要适中（发际到剑突的长度再插入4~5cm）。

6. 禁止将多渣黏稠的食物、药物注入胃管内。

7. 如从胃管内注入药物，需定时用生理盐水冲洗胃管。

【处理措施】

1. 如发现胃管阻塞可先将胃管送入少许，如仍无液体引出，再缓缓地将胃管退出，并边退边回抽胃液；每天定时转动胃管，并轻轻将胃管变动位置以减少胃管在胃内的粘连。

2. 如确定为食物残渣或血凝块阻塞胃管，可用糜蛋白酶+碳酸氢钠注射液从胃管注入以稀释和溶解黏稠的胃液、食物残渣或血凝块。

3. 如上述处理均无效，则拔除胃管，更换胃管重新插入。

4. 若因胃液过少而不能引出时，可更换体位进行抽吸，对于此类的患者应结合腹部的症状来判断胃肠减压的效果。

5. 胃肠减压器的位置应低于胃部，以利于引流。胃肠减压装置使用前认真仔细检查，如发现质量不合格而引起漏气，则更换胃肠减压器。

二、插管困难

【临床表现】

1. 插管困难可致鼻黏膜和咽部黏膜的水肿、损伤甚至出血。
2. 反复插管引起剧烈的咳嗽，严重者出现呼吸困难。

【预防措施】

1. 插管前做好患者的心理护理，介绍插管的经过、配合的要求，指导患者做有节律的吞咽动作，使护患配合默契，保证胃管的顺利插入；同时插管的动作要轻柔。

2. 选用质地优良的硅胶胃管，切忌同一胃管反复使用。

3. 昏迷患者可采用昏迷患者插胃管法。

4. 培训医护人员熟练掌握专业知识及专科操作技能。

【处理措施】

1. 对呕吐剧烈者，操作者可以用双手拇指按压患者双侧内关穴3～5分钟，由重到轻，然后插入胃管；另可嘱其张口呼吸，暂停插管让患者休息；或选用适当的镇静剂或阿托品肌内注射，10分钟后再试行插管。

2. 对合并有慢性支气管炎的患者，插管前应用镇静剂或阿托品肌内注射，再进行插管。

3. 对咽反射减弱或消失者，可在气管镜或胃镜的配合下进行插管。反复插管困难者，可在胃管内置导丝辅助插管。

三、上消化道出血

【临床表现】

1. 负压引流液由墨绿色变成咖啡色、暗红色甚至鲜红色；伴或不伴有呕血。

2. 出血量较大时，患者排柏油样便，严重者有晕厥、出汗和口渴等失血过多的表现。

3. 胃液隐血和大便隐血检查呈阳性，出血量较多时血液常规化验红细胞和血红蛋白水平下降。胃镜检查可提示食管、胃黏膜损伤。

【预防措施】

1. 插管动作要熟练、轻柔，必要时使用专业导丝，以防止引起机械性损伤；患者出现剧烈恶心、呕吐时，暂停插管，让患者休息片刻，待恶心、呕吐缓解后再缓慢将胃管送入，切勿强行插管。

2. 负压引流无液体引出时，要检查胃管是否通畅，如不通畅可向胃管内注入少许生理盐水再回抽，不可盲目回抽。

【处理措施】

1. 如发现引流液呈鲜红色，应停止吸引，及时报告医生，遵医嘱给予补充血容量及制酸、止血治疗，同时加强口腔护理。

2. 早期可行急诊胃镜检查，及早确定出血部位。针对引起出血的不同原因，采取不同的胃镜下介入治疗方法，如给予冰盐水+去甲肾上腺素，冲洗胃腔以促进止血；钛夹止血；生物蛋白胶喷洒止血；注射止血合剂止血等。

3. 如上述措施无效，出血不止者可考虑选择性血管造影，采用明胶海绵栓塞出血血管；内科治疗无效者，行外科手术治疗。

四、声音嘶哑

【临床表现】

1. 主要为声带闭合不全和发音困难。

2. 根据嘶哑程度和性质的不同可分为：毛：极轻微的嘶哑，一般在讲话时并不察觉，仅在发某一高音时出现；沙：是在发某一字时出现嘶哑；轻：只能发较低的声音；粗：指在发声时有强烈的气流冲击的声音；哑：由于不同程度的声门闭合不全所致；失声：近似耳语的声音；全哑：不能发出任何声音。

【预防措施】

1. 选择粗细合适、质地较柔软、表面光滑的胃管以减轻局部的刺激。勿强行插管，不宜来回抽插胃管及反复插管。

2. 胃肠减压过程中，嘱患者少说话或禁声，使声带得到充分的休息。遇剧烈咳嗽、呕吐时，先用手固定胃管，以防胃管上下移动，必要时使用止咳、止吐药物，以减轻咳嗽、呕吐症状。

3. 病情允许情况下，尽早拔除胃管。

【处理措施】

1. 出现声音嘶哑者，注意嗓音保健，加强口腔护理，保持局部的湿润。避免刺激性的食物（如辣椒、烟酒等），不宜迎风发声，避免受凉，拔除胃管后的发音应由闭口音逐步练到张口音。

2. 物理治疗 长时间插管引起的声带慢性炎症和黏膜的肥厚可用超声波理疗和碘离子透入法，促使局部组织的血液循环以软化肥厚的组织。药物疗法：可用B族维生素或类固醇激素（如地塞米松）及抗菌药物雾化吸入，以减轻水肿，营养神经。

五、呼吸困难

【临床表现】

1. 患者自感呼吸困难，呼吸的节律、频率变快及幅度加深。

2. 呼吸困难加重后呼吸变浅、发绀、频繁咳嗽、血氧饱和度下降；呼吸困难刺激心脏使心率加快；出现焦虑、恐惧等心理反应。

【预防措施】

1. 插管前耐心向患者解释，讲解插管的目的及配合方法，以取得其理解和配合。插管过程中，严密观察病情变化，如患者出现呛咳、呼吸困难等症状，立即停止插管，检查胃管有无盘旋在口腔内或误入气管，一旦证实立即拔除胃管，让患者休息片刻再重新插管。

2. 对于昏迷患者可按昏迷患者胃管插入法进行插管，如插管困难，可在胃管内置导丝或请医生在胃镜配合下插管。

3. 插管后可用三种方法确定胃管是否在胃腔内，即抽取胃液法、听气过水声法、观察有无气泡法。

4. 病情允许情况下，尽早拔除胃管。

【处理措施】

1. 反复多次插管或长时间胃肠减压留置胃管的患者可给予糜蛋白酶或地塞米松雾化以消除喉头水肿。

2. 根据引起呼吸困难的原因，采取相应的护理措施，必要时给予氧气吸入。

六、吸入性肺炎

【临床表现】

1. 高热，体温可高达40.5℃，面颊绯红，皮肤干燥，同时伴有寒战、胸部疼痛、咳嗽、痰黏稠，呼吸增快或呼吸困难。

2. 肺部听诊可闻及湿啰音及支气管呼吸音；胸部X线检查可见肺部有斑点状或云片状的阴影；痰中可以找到致病菌，血象检查可见白细胞计数增高。

3. 严重者血气分析可有呼吸衰竭的指征。

【预防措施】

1. 如患者咽喉部有分泌物聚积时，鼓励患者咳嗽、排痰，咳嗽前先固定好胃管和胃肠加压装置。不能自行咳痰的患者加强翻身、拍背，促进排痰。

2. 保证胃肠减压引流通畅，怀疑引流不畅时及时予以处理，以防止胃液反流。

3. 每天口腔护理2次，应彻底清洗干净，以保持口腔清洁、湿润。

4. 病情允许情况下尽早拔除胃管。

【处理措施】

1. 发生吸入性肺炎者，结合相应的对症处理。患者需卧床休息，高热可用物理降温或用小量退热剂；气急、发绀可给氧气吸入；咳嗽、咳痰可用镇咳祛痰剂鼻饲；咳嗽或胸部剧痛时可酌情用可待因；腹胀可给予腹部热敷和肛管排气。

2. 同时密切观察患者尤其是老年体弱者的呼吸、心率、心律、体温、血压的情况，根据痰和血培养的结果选择敏感的抗菌药物进行治疗。

七、低钾血症

【临床表现】

1. 神经系统症状　早期烦躁，严重时神志淡漠或嗜睡，往往勉强叫醒后随即又入睡。同时肌肉软弱无力、腱反射减弱或消失，严重时出现软瘫。

2. 消化道症状　可有口苦、恶心、呕吐和腹胀的症状，肠鸣音减弱或消失。

3. 循环系统症状　心动过速、心悸、心律不齐、血压下降，严重时可发生心室颤动而停搏。心电图出现U波，T波降低、变宽、双向或倒置，随后出现ST段降低、Q-T间期延长。血清电解质检查血钾在3.5mmol/L以下。

【预防措施】

1. 病情允许情况下，尽早拔除胃管以减少钾的丢失。

2. 持续胃肠减压患者，经常检测血钾浓度。

【处理措施】

发现血钾不足及时静脉补充10%氯化钾注射液，静脉滴注药液含钾浓度一般不超过0.3%。因浓度过高可抑制心肌，且对静脉刺激甚大，患者不能忍受，并有引起血栓性静脉炎的危险。禁止直接静脉注射。成人静脉滴入速度每分钟不超过60滴。

八、败血症

【临床表现】

1. 寒战、高热、呕吐、腹泻、烦躁不安等。

2. 实验室检查白细胞计数增高，伴有核左移；血及胃液培养可找到致病菌。

【预防措施】

1. 必须使用无菌胃管严格按照无菌原则进行操作，各种物品必须严格消毒。

2. 胃肠减压过程中，经常检查胃管引流是否通畅，密切观察引出液的颜色、性质及量，并做好记录。不要使胃管贴在胃壁上，以免负压损伤胃黏膜引起充血、水肿而导致感染。

【处理措施】

1. 怀疑有感染者，拔除胃肠减压管。

2. 发生败血症者，根据血及胃液培养结果选择敏感的抗菌药物进行抗感染治疗。给予对症处理，体温过高时予以退热药并采取物理降温；腹泻时予以止泻，保持肛门及肛周皮肤清洁干燥，同时，提高机体抵抗力，如输注免疫球蛋白等。

（李迎霞）

第二十五章
胃肠外营养输注技术操作并发症的 预防及处理

胃肠外营养是一种按照患者需要，通过周围静脉或中心静脉输入患者所需要的全部能量及营养素，包括氨基酸、脂肪、各种维生素、电解质及微量元素的治疗措施。一般分为部分胃肠外营养（PPN）和全肠外营养（TPN）两种。根据输注途径不同分为周围静脉营养和中心静脉营养。短期、部分营养支持或中心静脉置管困难时可采用周围静脉营养；长期、全量补充营养时宜采用中心静脉营养。胃肠外营养的输注方法有全营养混合输注和单瓶输注两种。根据治疗目的一般分为两类：一类是作为营养支持，针对一些不能进食、不想进食、不允许进食、进食不足的患者；另一类是作为治疗的重要手段，对于术后胃肠道需要休息、减少胃肠道消化液分泌的患者，可促进胃肠道伤口愈合和炎症消退。TPN能使患者不需要经消化即可吸收营养，亦是治疗危重患者的重要措施。主要适用于：①胃肠道梗阻（贲门癌、幽门梗阻、肠梗阻）。②肠道吸收功能障碍（肠瘘、短肠综合征、克罗恩病、溃疡性结肠炎、严重腹泻、顽固性呕吐等）。③超高代谢状态（严重创伤、广泛烧伤、感染等）。④重症胰腺炎。⑤重要脏器功能不全（肝肾功能不全、心肺功能不全）。⑥其他严重营养不良的患者（如肿瘤患者等）的营养支持及大手术的术前准备和术后支持等。胃肠外营养输注技术操作的并发症主要有与导管相关的并发症（导管堵塞、空气栓塞）、代谢类并发症（高血糖、低血糖、糖尿病高渗性昏迷、代谢异常、脂肪肝、肝功能异常及胆囊淤胆、肠黏膜萎缩和肠细菌移位）及感染（穿刺部位感染、导管性感染）三大类。

一、空气栓塞

【临床表现】

1. 轻重程度的表现与进入气体的量和速度有关；轻者无症状；进入气体量大者感到胸部异常不适。

2. 听诊心前区可闻及响亮、持续的水泡声。

3. 严重者可发生呼吸困难、严重发绀甚至因缺氧而立即死亡。

【预防措施】

1. 每次输注营养液、更换液体前认真检查输液器质量，连接是否紧密，肝素帽、三通管等有无松脱；穿刺前排尽输液管及针头内的空气。

2. 巡视病房，密切观察导管固定是否牢固，有无脱出等；及时更换液体，防止滴空。

【处理措施】

1. 发生空气栓塞时，空气量少时可通过深静脉导管抽出含气泡的血液。大量气体进入时立即置患者于左侧卧位和头低足高位有利于气体浮向右心室尖部，避免阻塞肺动脉入口，并随着心脏的跳动，空气被混成泡沫，分次小量进入肺动脉内以免发生阻塞，必要时行胸外按压使气泡变小，驱使其进入并通过肺循环，逐渐被吸收。

2. 立即给予高流量吸氧，提高患者的血氧浓度，纠正缺氧状态。同时严密观察患者病情变化，如有异常及时对症处理。

3. 严重者遵医嘱应用表面张力活性剂。

二、导管堵塞

【临床表现】

1. 输液不畅。

2. 输液外渗。

【预防措施】

1. 每次输注前先注入生理盐水冲洗导管，输注结束，先注入生理盐水脉冲式冲洗导管，再推入3～5ml肝素液，防止反流血凝块堵管。在输注过程中，妥善固定导管，防止受压、扭曲、脱落，同时严密观察导管是否通畅，如不通畅立即查看原因。

2. 指导患者避免做静脉压增高的动作，如用力憋气、负重、大幅度运动等。翻身时注意不要压迫血管。

3. 导管内不宜输血、血浆及抽取血标本。每班抽回血1次，以检查管道是否通畅，严格交接班。

4. 建议使用孔径为0.22μm的终端过滤输液器，可完全阻挡各种微粒，提高安全性，预防堵管。

【处理措施】

1. 当输液不畅或液体外渗时及时查找原因，及时排除使输液不畅的因素。

2. 若血栓堵塞，可用尿激酶法或肝素法溶栓，然后用三通法将溶解后的血凝块回抽出来，切忌将其推入静脉造成静脉栓塞。

3. 必要时拔除导管另行穿刺。

三、高血糖症

【临床表现】

1. 早期或病状较轻者没有特殊的临床表现，只是在监测血糖时发现血糖大于11.1mmol/L。

2. 后期或症状较重者，出现大量尿糖、恶心、呕吐、腹泻、精神迟钝、意识障碍、头痛、嗜睡等。

3. 严重者出现抽搐，昏迷，甚至死亡。

【预防措施】

1. 所有静脉滴注的高渗液体最好均匀分配在24小时内输注，输注一般从少量开始，可根据葡萄糖总量调节其摄入速率，开始阶段应控制在0.5g/（kg·h）以内，并对血糖和尿糖进行监测。在机体产生适应后，逐步增加到1~1.2g/（kg·h）。

2. 可使用输液泵控制输液速度。一般标准静脉营养液，以125ml/h的时速输入，但一般不超过200ml/h。

3. 肠外营养时，用脂肪乳剂满足部分能量需求，减少葡萄糖用量；若葡萄糖总量较大，超越能自然耐受的限度，则需加用外源胰岛素协助调节。

4. 在TPN实施过程中，密切观察血糖变化，并根据血糖的变化来调节胰岛素的用量。

5. 为避免输液袋及输液管道对胰岛素的吸附而致剂量偏差，胰岛素应以皮下注射为妥或建立另一专用通道缓慢静脉滴注或泵入胰岛素。

6. 对糖尿病患者则应及时给予足量的外源胰岛素，防止高血糖和高渗性非酮性昏迷的发生。

7. 严格掌握葡萄糖的使用，密切注意出入水量，防止造成脱水。当血糖高于22.2mmol/L，或持续多尿大于100ml/h，需积极纠正失水，停用高渗葡萄糖液并加用适量胰岛素治疗，以防止高渗性昏迷的发生。

8. 对于有糖尿病、胰腺炎、胰腺手术、肝病、全身感染及使用糖皮质激素者要特别注意防止高血糖及高渗性非酮性昏迷。

【处理措施】

1. 发生高渗性高血糖症时应立即停止肠外营养。
2. 纠正高渗状态，输注等渗或低渗盐水加用胰岛素。
3. 补充胶体维持血容量，控制血糖浓度在11mmol/L以下。
4. 及时、积极治疗，以防止中枢神经系统发生不可逆的改变。但也应注意防止水分摄入过多过快，以致走向另一极端，出现脑水肿。

四、低血糖症

【临床表现】

1. 肌肉无力、焦虑、心悸、饥饿、软弱、出汗。
2. 心动过速、收缩压升高、舒张压降低、震颤，一过性黑矇，意识障碍，甚至昏迷。
3. 血糖小于3.9mmol/L。

【预防措施】

1. TPN应持续缓慢滴入。
2. 在TPN实施过程中，必须观察血糖和尿糖变化，并根据血糖的变化来调节胰岛素的用量。
3. 胃肠外营养的实施中，切忌突然换用无糖溶液。如果暂不需要静脉营养液，应该输入等渗糖溶液作为过渡，当需停止TPN治疗时，输液速度应在48小时内逐渐减慢。

【处理措施】

1. 发生低血糖时应仔细查找原因，如因营养液输注速度过慢引起，立即加快输液，迅速补充葡萄糖。如胰岛素使用过量，则调整胰岛素用量。
2. 做好患者心理护理，避免其过度紧张或恐惧，使其积极配合治疗，迅速纠正低血糖状态。

五、糖尿病高渗性昏迷

【临床表现】

1. 神志改变，如烦躁、嗜睡、定向力障碍甚至昏迷。
2. 脱水征明显，血压下降，病理反射阳性。

3. 高血糖大于33.3mmol/L；有效血浆渗透压大于320mmol/L；尿酮体（-）或（+）~（++）。

【预防措施】

1. 严格掌握葡萄糖的使用，密切注意出入水量，防止造成脱水。

2. 血糖高于22.2mmol/L，或持续多尿大于100ml/小时，需积极纠正失水，停用高渗葡萄糖液并加用适量胰岛素治疗，以防止高渗性昏迷的发生。

【处理措施】

1，对于已经发生高渗性非酮性昏迷的患者，治疗以纠正脱水为主、降低血糖为辅。

2. 给予大量低渗盐水纠正高渗透压状态，同时加用适量的胰岛素。

3. 及时治疗以防止中枢神经系统发生不可逆的改变，但也应注意防止水分摄入过多过快，以免出现脑水肿。

六、代谢性酸中毒

【临床表现】

1. 患者口唇呈樱桃红、呼吸加深加快、心率较快、心音较弱、血压偏低、头晕头痛、嗜睡等症状，严重者可发生昏迷。

2. 血pH低于7.35，二氧化碳结合力降低，尿液检查呈酸性反应。

【预防措施】

1. 根据患者的病情，合理配制TPN营养液。

2. 输液过程中，密切检测水电解质及酸碱平衡情况，要及时补充碱性溶液治疗，防止酸中毒的发生。

3. TPN最好现配现用，配好的营养液储存在4℃的冰箱内，若存放超过24小时，则不宜使用。

4. 积极防治引起代谢性酸中毒的原发病，纠正水电解质紊乱，恢复有效循环血量，改善组织血液灌流状况，改善肾功能等。

【处理措施】

1. 纠正代谢性酸中毒要及时补充碱性溶液。临床上5%碳酸氢钠以补充碳酸氢根离子，缓冲氢离子；也可用乳酸钠，不过在肝功能不全或乳酸酸中毒时不宜使用，也可用氨丁三醇。

2. 酸中毒常伴有高钾血症，酸中毒纠正后常可恢复正常，如血钾升高严重，应在给碱纠正酸中毒的同时处理高钾血症。可静脉输入高渗葡萄糖液及胰岛素，可使钾离子随糖原合成进入细胞。

七、电解质紊乱

【临床表现】

1. 低钾血症表现为肌肉软弱无力、肠道功能减弱、心动过速、心悸、血压下降等。

2. 低磷血症时早期症状为四肢无力和关节痛、区域性或肢端麻木，言语模糊不清，最后可发生神志不清和昏迷，氧离曲线左移。

3. 低钙血症表现为下肢肌肉痉挛或抽搐等。

4. 血清电解质检测钾、磷、钙均低于正常。

【预防措施】

1. 经常定期监测电解质、血糖、血微量元素的变化，以调节钾的用量。但也要注意防止过量，造成高钾血症，危及生命。

2. 电解质需要量应根据机体丢失量及摄取不足量补充。一般每天应补钠40～160mmol、钾60～100mmol、钙4～5mmol、镁2～10mmol、磷4～9mmol。微量元素和多种维生素也可在每天的全营养混合液中补充。

3. 由于胃肠外营养制剂一般不含磷酸盐和钙，使用TPN 10天后就可出现低磷血症，因此需补充更多的磷酸盐，同时给予浓维生素A、D。

4. 准确记录24小时出入量，收集24小时内的尿及其他排泄物标本，及时送检。

【处理措施】

1. 依据血清电解质检测结果适当补充电解质。

2. 低钙在临床上较易发现，可静脉滴注或静脉注射10%葡萄糖酸钙或氯化钙纠正。但因钙与磷混合易发生沉淀发应，故两者不可混在一起输入。

3. 做好基础护理、生活护理及心理护理，缓解患者的紧张情绪。

八、必需脂肪酸缺乏所致的高脂血症、高氨血症

【临床表现】

1. 婴幼儿可见到皮肤脱屑、毛发稀疏、免疫力下降、血小板减少等症状。

2. 成人则多表现为血液生化方面的改变，如血中出现甘油三烯酸，以及

三烯酸与花生四烯酸的比值升高（正常为0.4）等。

【预防措施】

1. 医务人员配制全营养混合液时，注意处方中各成分的配比。由脂肪和糖提供的"双能源"，其热量一般为1：1，血脂偏高者可适当降低脂肪占有比例。

2. 持续输注葡萄糖时，可给予小剂量胰岛素，以促进糖的利用。

3. 在静脉营养中注意给予补充脂肪乳，至少每周给予脂肪乳剂500～1000ml。

【处理措施】

根据病情需要，选择适合的脂肪乳剂。

九、脂肪肝、肝功能异常和胆囊淤胆、高氯性酸中毒、肠黏膜萎缩和肠细菌移位

【临床表现】

1. 实验室检查发现天冬氨酸转氨酶（AST）、丙氨酸转氨酶（ALT）和血清胆红素增高。

2. 患者心悸、畏寒发热、自觉乏力等不适。

3. 长期使用TPN的患者全身感染而且证实非导管源性因素应考虑细菌移位。

【预防措施】

1. 配制TPN时根据患者情况，选择适当的脂肪乳剂和氨基酸。

2. 对高脂血症、免疫功能底下、急性肝炎或胰腺炎患者慎用或不用脂肪乳剂。

3. 定期检查患者肝功能情况、必要时行肝脏B超检查以调整治疗方案。

4. 可利用少量一过性肠内营养，消除胆囊胆汁淤积和肠黏膜萎缩。

5. 如果病情允许，应尽早、尽量恢复肠内营养。

【处理措施】

1. 根据病情控制或调整脂肪乳剂及氨基酸的种类和剂量。

2. 控制输注速度，肝功能异常时辅以静脉滴注护肝药等。

3. 对于肠细菌移位的患者进行抗干扰治疗。

十、穿刺部位感染、导管感染

【临床表现】

1. 穿刺部位或穿刺臂沿导管方向红、肿、热、痛。

2. 全身可表现为寒战、高热，呈稽留热或弛张热，脉速、呼吸急促、头痛、烦躁不安等。

3. 实验室检测　白细胞计数明显增高、核左移，血细菌培养可呈阳性。

【预防措施】

1. 选择一次性的中心静脉导管，穿刺之前对穿刺包的密封度、有效期进行仔细检查。

2. 严格对穿刺部位周围皮肤进行消毒，严格执行无菌操作，每天更换输液接头及输液管。

3. 做好导管护理　如静脉穿刺点每周更换敷料2次，有污染或潮湿及时更换，观察并记录局部情况有无渗血、红肿热痛、脓性分泌物等。

4. 建议使用孔径为0.22μm的终端过滤输液器阻挡病毒以外的所有微生物和各种微粒，提高安全性，预防感染。

【处理措施】

1. 如穿刺臂局部感染，可进行局部消毒、勤换敷料。

2. 辅以理疗或使用透明贴、莫匹罗星（百多邦）等外敷。

3. 如患者出现高热，却找不到解释高热的其他原因，应及时拔除中心静脉导管，剪下管尖端，常规送细菌培养及药物敏感试验。

4. 一般拔管后不必用药，发热可自退。若24小时后发热仍不退，则应选用抗菌药物。依据血培养和药敏试验结果常规全身运用抗菌药物。

（吴艾华）

第二十六章
气管切开术和气管插管术后护理操作
并发症的预防及处理

气管切开术和气管插管术是指经皮或口、鼻将特定的管道置入气管内，建立一个人体与外界直接相通的人工气道，以缓解各种因上呼吸道导致的呼吸困难或为呼吸机治疗提供气道准备。气管切开术和气管插管术常用于解除喉源性呼吸困难、呼吸功能失常或下呼吸道分泌物潴留等所致的呼吸困难。

第一节　气管切开术后护理操作并发症的预防及处理

气管切开术是将颈段气管前壁切开，通过切口置入适当大小的金属或塑料气管套管，以解除喉源性呼吸困难、呼吸功能失常或下呼吸道分泌物潴留所致呼吸困难的一种常见手术。目前，气管切开有4种方法：常规气管切开术，经皮气管切开术，环甲膜切开术，微创气管切开术。气管切开可能发生的并发症包括出血、皮下气肿、气胸及纵隔气肿、窒息、气管食管瘘致伤口感染等。

一、出血

【临床表现】

1. 一般切口部位会有轻微的渗血，量少，24小时后可缓解。
2. 手术过程和患者自身的某些因素可造成切口部位出现活动性出血、量多，24小时后不能缓解。

【预防措施】

1. 手术前必须检查患者的凝血功能，当凝血功能障碍时慎行此手术。
2. 手术中采用钝性分离技术，减少微小血管的损伤。
3. 切口尽量要小，以刚好暴露气管可以置入套管为宜。

4. 术中损伤小血管时要严格结扎，关闭伤口前确认切口内没有出血。

【处理措施】

1. 少量渗血无需处理，24小时后会自然缓解。

2. 出血量较多时，可在伤口处滴止血药如去甲肾上腺素、酚磺乙胺（止血敏）等。

3. 如止血药无效后可在切口内填充凡士林纱条压迫止血。

4. 如上述方法都无效，应手术止血。

二、皮下气肿

【临床表现】

经气管切开呼吸机辅助呼吸后头颈部皮肤出现水肿，触之有捻发感。

【预防措施】

1. 气管前软组织不宜分离过多。

2. 气管切口不能外短内长。

3. 皮肤切口不宜缝合过紧。

【处理措施】

1. 轻微的皮下气肿组织可自行吸收，无需作特殊处理。

2. 严重的皮下气肿可经皮气肿引流减压。

3. 如患者病情允许尽早撤除呼吸机，皮下气肿可自行缓解。

4. 如患者病情较重，不能撤除呼吸机且皮下气肿进行性加重，可考虑改为气管插管。

三、气胸及纵隔气肿

【临床表现】

患者气管切开后，呼吸困难缓解或消失，而不久再次出现呼吸困难，听诊呼吸音减弱或消失。

【预防措施】

1. 右侧胸膜顶位置较高，儿童尤甚。在气管暴露时避免向下过多的分离而损伤胸膜导致气胸。

2. 手术中不宜过多分离气管前筋膜，导致气体沿气管前筋膜进入纵隔，形成纵隔气肿。

【处理措施】

1. 轻微无症状的气胸可不做处理让其自然缓解。

2. 必要时可行胸膜腔穿刺，抽除气体；严重者可行胸腔闭式引流。

3. 对纵隔积气较多者，可于胸骨上方沿气管前壁向下分离，使空气向上逸出。

四、窒息

【临床表现】

患者突然出现严重的呼吸困难，面色肢端发绀，血氧饱和度急剧下降。

【预防措施】

1. 密切观察套管情况，避免外物如衣服、被子等堵住套管外口。

2. 保持内套管的通畅，及时湿化吸痰，定时清洗内套管。

3. 执行操作时注意轻柔，避免套管脱出移位，躁动患者应适当的约束，防止患者拔出套管。

4. 吸痰操作要轻柔，吸痰管不宜过深，避免气管壁因长期刺激形成肉芽组织或者息肉堵塞内套管开口。

【处理措施】

1. 一旦发现患者出现窒息的临床表现，应立即检查套管是否脱出、堵塞，马上取出内套管，检查内套管是否通畅。

2. 由外物堵塞套管开口引起的窒息　移除外物后会自行缓解。

3. 由套管移位导致内套管开口紧贴气管壁而出现的窒息　应调整套管角度后重新固定。

4. 套管脱出引起的窒息　如切开时间超过3天瘘管形成，可立即放掉气囊，把套管沿瘘管重新放入；如瘘管没有形成或者套管置入不畅，应马上准备气管切开包，重新置入。

5. 由内套管阻塞引起的窒息应　马上取出内套管使气道通畅，等患者情况好转后再把已清洗通畅的或者更换的内套管放入。

6. 由肉芽组织或者息肉堵塞而引起的窒息　可行肉芽组织环切或者改用气管插管，使插管穿过狭窄部位。

五、食管气管瘘

【临床表现】

患者吞咽功能正常，进食时出现剧烈的呛咳反应，经气道可吸出食物。

【预防措施】

1. 手术中切开气管软骨时注意不要太深，以免损伤食管。
2. 气管切开上机患者　应定时检查气囊压力，避免压力过大压迫气管黏膜，导致黏膜缺血坏死破溃与食管相通。
3. 吸痰动作要轻柔，避免吸痰管反复机械损伤气道黏膜。

【处理措施】

1. 发现气道食管瘘患者进食应改用鼻饲，防止食物进入气道。
2. 若瘘口较小，可用碘仿纱布填塞，让其自愈。
3. 瘘口较大时应行手术修复。

六、切口感染

【临床表现】

患者气管切开处出现局部红、肿、热、痛，甚至有脓性分泌物。

【预防措施】

坚持无菌操作原则，避免切口感染。

【处理措施】

1. 勤换药，及时处理伤口脓性分泌物，避免进入下气道造成肺部感染。
2. 必要时局部或者全身应用抗菌药物。

第二节　气管插管术后护理操作并发症的预防及处理

气管插管术是指将一特制的气管导管由口腔或鼻腔经声门置入气管的一种技术。这一技术能为气道通畅、通气供氧、呼吸道吸引和防止误吸等提供最佳条件。气管插管术主要用于全麻患者的气道准备、各种原因引起的呼吸困难的上呼吸机前气道准备、心肺复苏时的气道开放等。气管插管可能发生的并发症包括：气管导管误入食管、气管导管误入一侧气管内、心律失常、窒息、气管导管脱出。

一、气管导管误入食管

【临床表现】

1. 插管后患者的缺氧状态没有得到改善反而进行性加剧，出现明显发绀。

2. 插管后呼吸球囊加压给氧出现腹部明显膨胀，听诊双肺无呼吸音。

【预防措施】

1. 利用喉镜在可视下进行操作。

2. 对于喉头水肿或者各种原因引起的喉镜看不到声门的，可用纤维喉镜在可视下进行操作。

【处理措施】

出现气管导管误入食管时应马上拔出导管，充分给氧后重新插入。

二、气管导管误入一侧气管内

【临床表现】

1. 气管插管后强制性通气时听诊双肺呼吸音明显不对称。

2. 利用纤维支气管镜可发现气管导管经过了气管隆嵴进入单侧支气管内。

【预防措施】

1. 气管插管长度不宜过深，一般经口插管长度为22cm±2cm，经鼻插管长度为27cm±2cm。

2. 气管插管后记录插管深度，妥善固定，防止患者躁动导致气管导管误入一侧气管内。

3. 定时检查气管插管深度，每次固定均以首次记录的深度为准。

【处理措施】

1. 发现气管导管误入一侧气管时，应拔出少许后听诊双肺呼吸音是否对称，持续调整直至双侧呼吸音对称后重新固定。

2. 如调整失败应拔出气管导管，重新插入。

三、心律失常

【临床表现】

插管过程中患者出现心率增快或者窦性心动过缓甚至心搏骤停。

【预防措施】

不需紧急插管时，插管前可向咽部喷入1%丁卡因，可减少或避免对喉头、气管内表面和会厌的刺激，以减少因这些部位受刺激而引起的心律失常。

【处理措施】

1. 一旦出现心律失常，应立即汇报病情，遵医嘱给予抗心律失常药物。
2. 发现心搏骤停后，要立即行心肺复苏，同时要继续完成气管插管。

四、窒息

【临床表现】

患者突然出现严重的呼吸困难，面色、肢端发绀，血氧饱和度急剧下降。

【预防措施】

1. 经口插管的患者固定时要和硬质牙垫一同固定，以避免患者咬扁气管导管导致窒息。
2. 保持气管导管通畅，及时湿化吸痰。

【处理措施】

1. 一旦发现患者出现窒息临床表现，应立即检查气管导管是否通畅，根据情况处理。
2. 由于牙垫脱出，患者咬扁气管导管所致窒息的应与患者沟通，取得其配合后塞入牙垫重新固定。如患者不能配合可适当的给予镇静剂，在药物起效后塞入牙垫重新固定。
3. 由于痰液或者异物堵塞所致窒息应立即拔出气管导管，充分给氧后重新气管插管。

五、气管导管脱出

【临床表现】

由于医务人员操作不当或者患者躁动将气管导管部分或全部拔出，气管导管前端据门齿距离明显减少甚至完全脱出口腔。

【预防措施】

1. 在给带气管导管的患者进行操作时，应谨慎，避免因粗心把气管导管带出。
2. 躁动不配合的患者应给予适当有效的约束。

3. 约束失败或者不便约束的患者可予以镇静剂。

【处理措施】

1. 气管导管脱出后应评估患者是否有必要再插管，如没必要可马上拔出原气管导管，使气道通畅。

2. 当气管导管部分脱出时，可以尝试使患者处于头后仰位，重新插入气管导管。若尝试失败或者气管导管完全脱出的应马上拔出气管导管，充分给氧后重新插入气管导管。

（赵先美）

第二十七章
机械通气技术操作并发症的预防及处理

机械通气是指借助各种类型的呼吸机，将空气、氧气、或空气—氧气混合气压入肺内，产生或辅助患者的呼吸动作使肺间歇性膨胀，达到增强和改善呼吸功能、减轻或纠正缺氧与二氧化碳潴留的一种治疗措施或方法；是严重呼吸衰竭患者患病期间的一种呼吸支持方法，通过机械通气治疗能使过去认为无法抢救的呼吸衰竭患者起死回生，病情好转，生活质量明显提高。但不正确的机械通气不但不能起到抢救患者的目的，反而会加速患者的死亡。机械通气分无创和有创，无创通气是指应用鼻或面罩以及鼻囊管或口接器连接呼吸机的一种通气方法。有创机械通气是指通过建立人工气道与呼吸机相连的通气方法。机械通气可能发生的并发症有呼吸机相关性肺炎（VAP）、肺不张、肺气压伤、氧中毒、上呼吸道堵塞、通气不足、过度通气（呼吸性碱中毒）、呼吸机依赖、腹胀、胃肠胀气、低血压等。

一、呼吸机相关性肺炎

【临床表现】

行机械通气治疗48小时后患者出现：

1. 呼吸道分泌物增多，分泌物颜色改变。

2. 呼吸道阻力增加、呼吸做功增加、缺氧和二氧化碳潴留加重。

3. 血常规示白细胞、中性粒细胞增高。

4. 痰培养常见铜绿假单胞菌、不动杆菌、克雷伯杆菌、变形杆菌、真菌。

5. 呼吸机相关性肺炎的诊断主要依靠胸部X线片及痰菌培养阳性。

【预防措施】

是呼吸机相关性肺炎一类严重的院内感染，关系到危重患者的抢救成功率，因此做好病房和人工呼吸机相关物件的消毒管理，掌握正确的吸痰方法，重视呼吸道和消化道的管理，严格无菌操作是预防呼吸机相关性肺炎发生的关键。具体措施如下：

1. 呼吸机通气环路中的冷凝水是高污染物，细菌主要来自患者的口咽部。因此集水瓶要始终放在呼吸环路的最低位，并及时倒去瓶内的冷凝水。

2. 所有接触呼吸道的操作要严格无菌，吸痰管一人一吸一更换，气管切开内套管、接头、过滤器、雾化器每天消毒。呼吸机管道及时更换消毒。

3. 加强病房室内空气、地面消毒管理。空气消毒每班1次，每天用含氯消毒液湿抹室内地面、病床、床头柜等设施，严格执行探视制度，出入病区更换衣服、鞋，接触患者和操作前后均严格洗手。

4. 机械通气的患者加强翻身、叩背、排痰，翻身、叩背每2~3小时1次，每次5~10分钟。吸痰时注意无菌操作，吸痰管吸痰时，湿润后插入，吸痰前加大氧浓度，防止脱机吸痰时氧饱和度下降过快。吸痰时机掌握要适当，出现吸痰指征时再操作，以减少外界细菌入侵的机会。

5. 患者行肠内营养时，尽量采用空肠鼻饲管，床头抬高30°~45°，鼻饲时液体输注速度约20~40滴/分，切勿过快以防反流，密切观察患者面色、呼吸。放气管套管气囊前彻底吸痰，防止误吸。

6. 每天予以2~3次口腔护理，操作前给气囊充足气。保持气管切开处敷料和周围皮肤清洁、干燥，每天常规换药1次，若痰液溢湿纱布及时更换。

7. 根据患者的个体差异设置合适的潮气量和气道峰压。

8. 年老、体弱、肺部有基础病变者，适当加强营养及免疫支持治疗，必要时予以免疫球蛋白、氨基酸等药物以提高机体抵抗力。

9. 气道分泌物定期培养。应根据培养及药敏选择有效抗菌药物。

10. 严密观察体温、脉搏、呼吸、血气变化，发现异常及时报告医生处理。

【处理措施】

1. 遵医嘱治疗基础疾病。

2. 遵医嘱治疗VAP　严重感染者，推荐采用抗菌药物降阶梯疗法，即先使用高效、广谱、耐酶抗菌药物控制感染，然后根据细菌培养、药敏试验结果，将抗菌药物改为针对性较强的窄谱抗生素。

3. 按常规实施预防VAP护理措施。

4. 提供充足的营养，增强机体抵抗力。

二、肺不张

【临床表现】

1. 气管偏向患侧，不张部位语颤增强，呼吸音减弱或消失。

2. 动脉氧分压下降。

3. 胸部X线可见不张部位肺纹理增粗，气管和纵隔向患侧移位，侧位片可见不张肺组织呈楔形或三角形密度影增高，其尖端指向肺门。

【预防措施】

1. 呼吸机通气过程中，定时翻身、叩背，及时吸出气道分泌物，及时湿化气道。

2. 检查气管插管的深度，确保气管导管置于合适的长度。

3. 在应用呼吸机通气过程中，可间隔一定时间适当使用叹息功能模式，防止肺泡闭陷。

【处理措施】

1. 及时予以气管切开，以保证充分的气道湿化和吸痰。

2. 借助纤维支气管镜对肺不张的部位进行充分的吸引。

3. 一侧支气管肺不张，可适当地将导管外拔，直至双肺呼吸音相等，并摄床边胸片予以证实。

4. 加强体位引流。

三、肺气压伤

【临床表现】

1. 胸痛、烦躁或大汗淋漓、呼吸困难、发绀加重、氧分压下降、伴血压下降和心率增快。

2. X线示气胸部位的肺纹理消失。

3. 张力性气胸表现为呼吸减慢或呼吸暂停、发绀、低血压和心排量减少、心动过速或过缓、一侧叩诊清音或胸部运动不对称等。

4. 纵隔气肿常是肺气压伤的重要征象，患者主诉胸痛，50%的患者出现Hamman征（纵隔摩擦音）。

5. 捻发音是皮下气肿的特征。

【预防措施】

1. 限制通气压力。

2. 潮气量设置不宜过大。

3. 慎用呼气末正压通气（PEEP）和自主呼吸支持模式（PSV）。

4. 慎重或避免胸部创伤性检查和治疗。

5. 必要时遵医嘱镇咳。

【处理措施】

1. 张力性气胸者，紧急进行排气。气胸者暂停使用呼吸机，胸腔闭式引流术实施后再继续应用呼吸机。

2. 纵隔气肿时，最有效的减压法是沿胸骨上切迹向头侧切开2～3cm直至深筋膜进行排气。

3. 单肺疾病引起的气压伤或单侧原发性肺气压伤可使用不同步单侧肺通气，降低呼吸频率和机械呼吸气道峰压（PIP）。

4. 肺气压伤合并急性呼吸窘迫综合征（ARDS）、脓毒血症、肺内感染时应避免增加PEEP水平。

5. 机械通气时使用较小的潮气量进行通气。

6. 对症处理，如止痛、镇静、升压。

四、氧中毒

【临床表现】

1. 氧中毒的早期表现为气管刺激症状，如难以控制的干咳、呼吸急促、血压下降、胸骨后锐痛。

2. 18小时后出现肺活量降低，继而肺顺应性下降，进行性呼吸困难，血气分析提示PaO_2增高。

3. 24～48小时内可伴发ARDS，发生肺间质和肺泡内液体渗出，可出现咯血。

4. 72小时后胸部X线片可见到双侧弥散性浸润灶，肺间质纤维化及多器官功能衰竭等表现。

【预防措施】

1. 呼吸机给氧避免氧浓度＞50%以上，氧浓度越高，肺损伤越重。

2. 病情严重需吸入高浓度氧时，吸入时间不能过长。

3. 适当应用PEEP提高PaO_2。

4. 动态监测动脉血气，维持所要求的PaO_2。

【处理措施】

1. 保持呼吸机给氧浓度低于50%，其他尚无特殊措施。

2. 遵医嘱使用镇静、麻醉药，维生素E、维生素C辅助用药可减轻氧中毒。

五、上呼吸道堵塞

【临床表现】

因分泌增加或吸引不当、导管或套管滑脱、导管扭曲或被压扁、气囊滑脱或脱垂、皮下气肿、误吸等原因可导致上呼吸道堵塞。

1. 呼吸困难程度取决于堵塞的程度。

2. 缺氧、发绀、焦虑、烦躁、呼吸窘迫，可出现三凹征（吸气时出现胸骨上、锁骨上及肋间凹陷）。若梗阻严重可致窒息、心动过速，继而心动过缓、心律失常、心脏停搏。

3. 呼吸机气道压力升高报警。

【预防措施】

1. 使用呼吸机前，先检查呼吸机装置是否完好。使用过程中，严密观察呼吸机导管是否通畅，有无脱落、扭曲、堵塞等意外情况发生，一旦发现，立即报告医生，及时处理。

2. 保持呼吸道通畅，及时清除口腔、鼻腔、咽喉部分泌物及反流的胃液。开放套囊之前，务必吸净口咽分泌物。

3. 痰液多且黏稠者，加强气道湿化，及时、充分吸痰，及时翻身、拍背、引流。

4. 气管插管通气患者，及时检查气管导管位置，防止导管滑脱、嵌顿。

【处理措施】

1. 清除分泌物或痰栓。

2. 皮下气肿造成上呼吸道梗阻时，进行排气和减压。

3. 气管导管嵌顿于气管隆嵴、气管侧壁引起的阻塞，可拔出导管2~3cm，调整气管导管。

4. 导管、套管、气囊引起的堵塞，应及时予以更换，重新建立人工气道。

六、通气不足

【临床表现】

因分泌物排出不畅、气管痉挛、导管扭曲，气囊移位、气囊漏气、机械通气参数设置不合理导致$PaCO_2$升高或PaO_2降低。

1. 烦躁、呼吸频率变慢、颜面潮红等二氧化碳潴留表现。
2. 严重时出现昏迷。

【预防措施】

1. 去除诱因。
2. 正确设置呼吸机参数：TV、MT、I∶E。
3. 气管插管前，对气囊进行漏气检测，具体方法：用无菌注射器将气囊充气10～15ml放入无菌生理盐水中观察有无漏气现象发生。检查各种连接管道封闭性能，防止脱机。
4. 加强气道湿化和充分吸引，防止分泌物引流不畅。
5. 定时翻身、叩背，防止痰液积聚肺部和小支气管。
6. 气管插管通气患者，及时检查气管导管位置，防止导管滑脱或移位。

【处理措施】

1. 气囊漏气引起的低通气，应对气囊适当充气，必要时更换气管导管，重新插管。管道漏气时立即更换管道。
2. 调节设置好呼吸机参数 TV、MT、I∶E根据患者的实际情况具体调节。
3. 认真分析原因，如导管或套管移位应及时调整位置，必要时及时更换；支气管痉挛，可应用支气管扩张剂；分泌物黏稠不易排出，加强气道湿化和充分吸引。

七、过度通气

【临床表现】

因缺氧、疼痛、精神紧张、机械通气参数设置不合理而导致$PaCO_2$下降。

1. 呼吸由深快转为浅快、短促，甚至间断叹息样呼吸。
2. 头痛、头晕及精神症状。
3. 因血清游离钙降低引起感觉异常，如口周和四肢麻木及针刺感，甚至搐搦、痉挛。
4. 血气分析$PaCO_2$下降，$PaCO_2 < 30～35mmHg$。

【预防措施】

1. 正确设置呼吸机参数TV、MT、I∶E，机械通气早期注意不要操之过急，使$PaCO_2$下降过快，一般使其在2～3天内下降到理想水平。

2. 动态观察血气分析，根据血气分析及时调整通气量，尤其对于自主呼吸逐渐加强的患者。

3. 去除过度通气的原因　因疼痛、精神紧张而导致呼吸频率过快，则可使用镇静、镇痛药物；如患者存在代谢性酸中毒，可静脉补充碳酸氢钠予以纠正。

【处理措施】

1. 根据病情、$PaCO_2$及患者自身情况调整适宜的呼吸机参数。通过调低TV来降低MV，调低呼吸频率、调节I：E，延长吸气时间，缩短呼气时间，增加无效腔等。

2. 出现神经症状时应用镇静剂，并注意纠正电解质紊乱。

3. 无创机械通气患者出现过度通气时改用面罩连接方式进行通气。

八、呼吸机依赖

【临床表现】

患者出现脱机困难，需长期依赖呼吸机进行呼吸称为呼吸机依赖。主要原因有患者肺功能不全，患者心理障碍，呼吸机使用时间过长，呼吸肌疲劳、萎缩。

主要表现为逐步停机后伴有烦躁不安、激动、意识障碍；呼吸速率增加、呼吸困难；血压增高、心率增快；动脉血气异常等。

【预防措施】

1. 积极治疗原发病，去除呼吸衰竭诱因。
2. 脱机前为患者进行呼吸功能训练。
3. 向患者讲解脱机的相关知识，提高患者对疾病的认识。
4. 合理的膳食管理，为患者提供能量及多种营养物质。
5. 加强心理护理，消除顾虑。
6. 正确掌握应用呼吸机的指征。
7. 对部分上机前就考虑到无撤机可能的患者，要严格掌握适应证。

【处理措施】

1. 加强呼吸肌的功能锻炼。
2. 合理应用SIMV和PVS模式。
3. 尽量使用间断治疗，缩短呼吸机使用时间。
4. 改善患者营养，保持内环境稳定，恢复中枢及呼吸肌功能。

5. 正确选择好脱机时间，脱机时间应选择在9:00～11:00及15:00～17:00这个时间段，患者经过充足睡眠后，精力充沛，容易耐受各种刺激；医务人员多在岗容易应对各种突发情况，增加患者的信心。

九、腹胀、胃肠胀气

【临床表现】

腹胀、胃肠胀气主要因为气管食管瘘，经面罩或口含管人工呼吸而导致。腹胀是由于胃肠道内存在过量的气体，以腹部胀大、嗳气、呕吐、皮色苍黄，甚至脉络暴露、腹痛、腹皮绷紧如鼓为特征。

【预防措施】

1. 协助患者及时翻身，促进胃肠蠕动，促进患者排气。
2. 加强气管导管护理，及时检查气囊的充气情况。密切观察气管插管或气管套管的位置，如有疑问及时通知医生。
3. 避免进食产气的食物，注意血钾的变化，避免由于低钾引起的腹胀。
4. 规范鼻饲的操作流程，避免由于护理操作不当引起的腹胀。

【处理措施】

1. 去除病因。
2. 增加翻身次数，促进胃肠蠕动，促进患者排气。
3. 热敷及按摩腹部，以增进胃肠蠕动，促进排便、排气，减轻腹胀。
4. 胃肠减压或灌肠。
5. 必要时遵医嘱给予促进肠蠕动的药物。

十、低血压

【临床表现】

机械通气过程中因胸内压升高，回心血量减少而导致血压下降。主要表现为胸闷、恶心、心率正常或下降，收缩压为80～60mmHg，表现为出冷汗、口渴、面色苍白、情绪激动；收缩压60～40mmHg，表现为气促、烦躁、发绀；收缩压小于40mmHg时表现为点头呼吸、昏迷等。

【预防措施】

1. 加强心理护理，增加其机械通气的信心。
2. 密切观察生命体征与神志、面色、尿量等病情变化。
3. 及时监测中心静脉压（CVP）。

4. 尽量减少镇静止痛药的剂量。

5. 调节适当的呼吸比值，控制通气压力。

【处理措施】

1. 调节潮气量、吸/呼之比并选用最佳PEEP。

2. 适当补充血容量，使静脉回流量增加，恢复正常的心输出量。

3. 应用增强心肌收缩药物，选用氯化钙、多巴胺、多巴酚丁胺或洋地黄增强心肌收缩力。

4. 补充血容量，适当调节压力水平。血压下降明显者及时升压、扩容并积极给予静脉营养药物等治疗。

（瞿云中）

第二十八章
血液净化技术操作并发症的预防及处理

血液净化技术是指利用一定的仪器和设备，将患者血液引出体外，经过一定程序清除体内某些代谢废物或有毒物质，再将血液引回体内的过程。血液净化技术已从单纯治疗肾衰竭拓展到医学科学的多个领域，包括多器官功能衰竭、肝功能衰竭、急性中毒、器官移植术前后、高脂血症、心功能衰竭等，并对一般治疗无效的顽固性和疑难性疾病有着特殊疗效，已经成为临床必不可少的重要的治疗手段之一。在血液净化技术操作过程中可能出现各种并发症，如致热原反应、意外失血、体外循环管路凝血、空气栓塞、低血压、感染等，这些并发症可导致患者的轻、重度不适，严重时甚至可能会危及患者的生命。

第一节 血液透析技术操作并发症的预防及处理

一般血液净化中心均开展血液透析（HD）、血液滤过（HF）、血液灌流（HP）技术，该三种血液净化技术均系利用血液透析机，将患者的血液通过体外循环管路引出体外，进行连续的循环净化后，再将血液回输体内。其可能的主要并发症有：致热原反应、空气栓塞、溶血、硬水综合征、透析液配制错误、透析器破膜、动静脉管道渗漏、体外循环管路凝血、血液外循环意外失血。

一、致热原反应

【临床表现】

1. 透析开始1小时左右，患者出现寒战、高热、血压升高、头痛和全身不适。
2. 严重者，可出现血压下降、心力衰竭等严重症状。
3. 体温高热持续数小时后可逐渐恢复正常。

184

【预防措施】

1. 严格执行复用透析器消毒规程，确保消毒液的有效浓度和复用透析器的充分灌注。

2. 妥善保管复用透析器　消毒后的透析器放置于干燥、清洁、阴凉的环境中，有条件者最好放冰柜保存。甲醛（福尔马林）消毒透析器24小时后方可使用，消毒有效期7天；过氧乙酸消毒6小时后方可使用，消毒有效期3天；Renalin消毒11小时后方可使用，消毒有效期14～30天。

3. 严格反渗水成分达标　定期消毒和监测水处理系统，使反渗水符合中国国家卫生部关于透析用水标准，细菌数＜100cfu/ml，内毒素＜1EU/ml。

【处理措施】

1. 患者开始发生致热原反应时，立即提高机器温度至38.5℃，减慢血液流速，给予患者保温。出现高热时，采取降温措施。

2. 症状轻者无需用药可自行缓解；反应强烈者可静脉注射地塞米松5mg，给予吸氧。出现严重心功能衰竭时，应用强心剂及加强超滤。

二、空气栓塞

【临床表现】

1. 少量空气呈微小泡沫缓慢进入血液时，可无明显症状，或有少许干咳。

2. 若气泡较大，进入血液速度较快时，患者可立刻出现症状：突然胸痛、胸闷、呼吸困难、剧烈咳嗽、发绀、烦躁不安，严重时神志不清。

3. 进入血液的空气达数十毫升时足以致死，体质较弱或肺功能低下时，10～15ml空气亦可导致死亡。

【预防措施】

1. 进行血液透析前，检查并确保血液管路充分预充并已彻底排气，安装稳妥，无破损，各连接处牢固。气泡捕集器液面不低于3/4。

2. 透析开始后，确认透析机空气监视安全装置处于工作状态。

3. 在血泵前输液时，应严密观察。快速输液时，专人看管。

4. 透析结束回血时，严格遵守操作规程，集中精神操作。当空气到达规定位置时，关闭血泵，改为手动回血。

5. 空气不慎进入血液循环管路时，应及时排气。当空气已进入静脉气泡捕集器（静脉壶）之下时，应暂时关闭血泵，将静脉回路与穿刺针分离，连接到泵前输液侧管上，重新启动血泵，使静脉回路管中混有空气的血液，重新进入体外循环的动脉气泡捕集器（动脉壶），此时，可从排气管中将空气排除。

【处理措施】

1. 一旦发生空气栓塞，应立刻夹紧静脉回路，关闭血泵，阻断空气继续进入血液。

2. 患者立即采取左侧卧位，并且使头胸部处于低位，使空气聚集于右心室顶端，随着心脏冲动，空气不断被震荡成泡沫并分批进入肺部，通过肺泡弥散出体外。

3. 给予高流量面罩吸氧。有条件者行高压氧舱治疗。

4. 必要时行右心室穿刺抽气。

5. 有脑水肿或昏迷患者，给予地塞米松5mg，注入肝素及低分子右旋糖酐，改善微循环。

三、溶血

【临床表现】

1. 急性溶血时，患者接受回血的静脉突然疼痛，静脉回路管中血液呈淡红色或葡萄酒色。

2. 胸闷、呼吸困难、烦躁不安，伴有心律失常等高血钾症状。

3. 腰背部疼痛或腹肌痉挛。

4. 血细胞比容明显下降。血液滤过的滤出液肉眼可见呈淡红色。

5. 若溶血由透析用水中氯胺引起，少量而缓慢，症状不明显，多数透析患者血红蛋白会出现同时下降。

【预防措施】

1. 水处理系统和透析机应由技师定期检修，确保安全运转。常规监测水质。

2. 透析液原液应妥善保管。实行中心供液的透析中心，在集中倾倒透析液时应有第二人现场查对。

3. 开始透析前必须确保水处理系统和透析机已完成前冲洗程序，血液管路和透析器已充分预充和循环。

4. 连接患者血管通路前，应确认机器透析液浓度和温度在正常范围内。当患者感觉接受静脉回路的血管及周围组织发热时，应立即警觉是否透析液温度过高，及时打开透析液旁路开关，检查并排除机器故障后方可继续透析。

【处理措施】

1. 发生溶血时，立即阻断血液回路，丢弃外循环中血液。

2. 吸入高浓度氧气。

3. 查找并纠正溶血的原因，做相应处理后尽快重新开始透析治疗，以利于解除高钾血症。

四、硬水综合征

【临床表现】

恶心、呕吐、头痛、血压升高，全身皮肤温热、发红，兴奋甚至昏迷。

【预防措施】

经常检查软水装置的工作性能，及时了解自动再生程序是否正常进行，定期检测水质。

【处理措施】

发生硬水综合征时，立即中断透析，对症处理。

五、透析液配制错误

【临床表现】

1. 透析液总浓度过高或过低　主要表现：①高钠血症：头痛、高血压、烦躁、口渴、定向力差、呼吸困难，甚至昏迷。②低钠血症：血压下降、恶心、呕吐、肌肉抽搐、头痛、意识障碍，出现溶血症状，甚至死亡。

2. 在总浓度正常的情况下，A液和B液比例失调。①A液浓度高而B液浓度低时，患者血清钠略低，但无明显不适。②A液浓度低而B液浓度高时，突出表现为低钾血症伴有高钠血症。患者自觉难于名状的全身不适，血压可正常或略低，头痛、表情淡漠，严重者心律失常、血压下降、意识丧失。

3. 当机器仅吸入A液时，患者短时间内无明显不适，透析2小时后可出现低钠血症和醋酸盐不耐受现象。当仅有B液成分的稀释透析液进入透析器时，血细胞在较高的pH环境中受到破坏，透析器及静脉回路管的血液，外观呈深暗红色，与动脉导管的鲜红色血液形成鲜明对比。患者接受静脉回路的血管突然剧烈刺痛，胃肠道强烈痉挛，伴有便意，表情极度痛苦。

【预防措施】

1. 定期检测机器，抽取稀释透析液样本作生化检查。

2. 透析液原液应妥善保管，中心供液室、配液间或水处理室应尽量减少无关人员进入。

3. 连接患者血管通路前，应确认透析液浓度正常，并检查浓度警戒设置在安全有效范围内。

4. 及时添加A、B液，保证浓度配比。

5. 每班保证至少两人对透析液进行核对。

【处理措施】

1. 一旦出现浓度异常，应立即打开透析液旁路开关，停止血泵转动，查明原因。必要时丢弃透析器及静脉回路的血液。

2. 对于低钠血症者，给予2.5%氯化钠溶液；高钠血症者泵前快速输入5%葡萄糖溶液；低钾血症症状明显者可酌情补钾。

六、透析器破膜

【临床表现】

1. 透析系统处于工作状态时漏血探测器发出报警。

2. 透析器的透析液流出口，可见有血性或混浊透析液流出。

3. 破膜较小时，由于血流处于正压状态，透析液污染血液的机会不大，患者无自觉不适；破膜较大时，患者可出现畏寒、发热，数小时后出现血液感染症状。

4. 行无漏血监视装置的血液滤过时，透析器破膜可见淡红色滤出液，滤出液实验室检查可见红细胞。

5. 如果只有极少数纤维膜断裂破损时，肉眼不易观察到。此时可打开旁路开关，暂停透析液流经透析器，使透析器上的出液口对准光源，打开旁路开关，如有破膜，积聚一定量的血液会随透析液逸出，可见到丝絮状物漂动。

【预防措施】

1. 准确掌握复用透析器消毒液的浓度和浸泡时间。

2. 复用透析器在冲洗过程中水压不宜过大，一般不超过$13mmHg/m^2$。

3. 启动血泵前，应确认静脉回路通畅无夹闭。

4. 严格复用透析器使用次数，不得超过最大使用次数。

5. 使用一次性透析器前，需检查透析器的生产日期、失效日期，检查包装是否完好、是否有合格证书。

【处理措施】

1. 发现破膜时，应立即更换新的透析器。由一人预充新透析器，另一人马上打开旁路开关，先分离透析液管，再关闭血泵，用止血钳夹紧靠近透析器的动脉管道，并与透析器分离，举高透析器，利用压力落差作用使血液缓慢流入静脉管道，排空并分离透析器与静脉管道，将预充好的新透析器两端分别连接动、静脉血液管路端，连接透析液管；关闭透析液旁路开关，打开排液开关，重新进入透析程序。

2. 透析器大面积破膜时，应丢弃透析器及管路中的血液。

3. 必要时全身用抗菌药物。

4. 向患者做好解释、安抚工作。

七、动静脉管道破裂渗漏

【临床表现】

1. 动、静脉管道破损，血液从破损处渗出。

2. 渗血量较少时，患者可无明显不适。

3. 渗血量较大的时候，患者会出现失血过多的低血压等症状，严重的可致休克。

【预防措施】

1. 使用一次性体外循环管路前，需检查生产日期、失效日期，检查包装是否完好、是否有合格证书。

2. 正确安装动静脉管路，防止因安装不当导致的管路破裂。

3. 患者进行幅度较大的活动（如起床进食、翻身等）前后均需要对管路进行检查。

4. 加强巡视，及时发现，把风险降至最低。

【处理措施】

1. 修复管道　如破损处在非泵段或侧支且破损不大时，可关闭血泵，常规消毒破损处，用无菌防水胶布贴紧并缠绕使开动血泵时血液不渗出即可，直至该次透析结束后方可丢弃。

2. 更新管道　如破损处在动脉管道，可用空气回血法使血液回输，至空气接近透析器时，关闭血泵，将预冲好的动脉管道替换旧管即可继续透析。静脉管道发生破损时，可将预冲好的静脉管道替换旧管，排气后方可连接患者血管；然后，把充满血液的旧管连接在泵前输液侧管上，阻断供血直至旧管血液完全泵入循环血路中。

八、体外循环管路凝血

【临床表现】

血液体外循环最容易发生凝血的部位为透析器（灌流器）、动脉壶、静脉壶和接受静脉回路的穿刺针头或血管通路。

1. 动脉气泡捕集器凝血动脉壶可见暗红色血凝块。静脉管道压力不高或略低。

2. 透析器凝血动脉管道压力升高，静脉管道压力下降。透析器外观呈黑色带，透析器动脉端盖可见暗红色血凝块。

3. 静脉气泡捕集器凝血静脉管道压力异常升高，动脉管道压力升高，静脉壶可见暗红色血凝块。此时，动脉管道及透析器因血流不畅通而继发凝血；静脉壶的血凝块会很快延伸至静脉回路侧穿刺针头，致使循环管路全部堵塞，血液不能回输。

4. 接受静脉回路的血管通路或穿刺针头凝血，动、静脉管道压力均升高。可迅速导致整个循环管路全部堵塞。如此时未及时处理，在血泵的继续驱动下，可导致血液管路各连接处松脱、崩裂。

【预防措施】

1. 合理使用肝素 对于体重大、血液黏滞度高、有吸烟习惯的患者，肝素用量应适当增加。另外，行血液灌流的患者也应加大肝素用量。

2. 合理预冲 血液管路预充时，应以内含10mg肝素的生理盐水500ml进行循环，并彻底排净透析器中的空气。

3. 保证血流量 患者如无禁忌证应使血流量达到200ml/min以上；血流量不足时，应及时调整针头角度，必要时重新穿刺供血侧血管。

4. 正确设置动静脉管道压力报警上下限 动脉管道压力上下限一般分别设置为200mmHg和60mmHg；静脉管道压力上下限分别设置为160mmHg和20mmHg。对于没有压力监视装置系统的血液灌流和其他血液净化技术，应随时查看动静脉壶内有无血块以及血凝块的进展情况，必要时做凝血试验。

5. 及时消除动、静脉壶中泡沫 如发现动、静脉壶的血液面泛起泡沫，易形成血凝块，应用止血钳轻轻敲打，消除泡沫。

6. 行连续肾脏替代疗法（CRRT）时，应尽可能采用前稀释法输入置换液。

7. 为避免堵塞透析膜孔，血液透析和血液滤过时禁止输入脂肪乳；输血时应尽量避免在透析器前的管路输入。

8. 行无抗凝剂的体外血液循环净化时，应注意如下事项：①尽可能选用聚丙烯腈膜（PAN）透析器。②预充时，用含肝素的盐水浸泡并循环30分钟以上；上机前再用500ml生理盐水排去含有肝素盐水的预充液。③在患者病情允许的情况下，血流量应调至250～300ml/min。④每20～30分钟从泵前输液侧管以100ml/min左右的流速冲入生理盐水，同时，用手轻捏管道和轻拍透析器，以冲刷和驱散聚集的血细胞。观察和记录血凝块所处位置和大小。⑤冲入盐水时，应阻断供血侧血流直至透析器血液变成淡红色。一次约需生理盐水100～200ml。记录生理盐水冲入量，并计入液体超滤部分。

【处理措施】

1. 血液管路发生凝血现象之初，应立即采取补救措施，如追加肝素量，加快血流量，用生理盐水泵前输入冲洗管路等。

2. 当动脉或静脉管道压力明显升高时，应迅速判断凝血部位，并更换凝血处管道或透析器。必要时，采用回血方法使血液回输血管，更换血液管路后继续进行。

3. 透析结束时，发现透析器有明显凝血应丢弃。切勿勉强复用透析器，否则会导致下次血液透析时透析器严重堵塞。

4. 严密观察，发现凝血现象及时与患者和医生沟通，调整肝素的用量。

九、血液外循环意外失血

【临床表现】

1. 管道压力过低报警　当血液管路各连接处松脱后，动、静脉压力下降，尤其以静脉管道压力下降更明显。

2. 空气监视器报警。如动脉导管与穿刺针连接处松脱或穿刺针脱落，空气随之泵入循环管路中。

3. 失血量不多者，无明显症状或面色苍白；失血多者可出现血压下降，严重时出现失血性休克。

4. 体外循环管路及透析器等各处连接松动，血液从连接处渗出，未导致动静脉压力变化，没有报警现象。但患者可出现轻度或严重出血的症状。

【预防措施】

1. 血液管路各部件连接必须紧密，穿刺针和管道应稳妥固定。在连接管路与透析器等处要紧密连接，预冲结束后，由于管道受热，可能会出现连接处松动，在上机过程中，需再加强连接。

2. 加强巡视患者，监测和记录管道压力读数。

3. 排放预充液时必须集中精神，及时连接静脉回路。

4. 在治疗过程中需有至少两个人核对检查透析器及管路各处连接。

5. 患者进行较大幅度的活动（如起床进食、翻身等）前后均需要对管路的连接进行检查。

【处理措施】

1. 发生血液管路各连接处松脱、分离时，立即关闭血泵。针对发生原因，作出相应处理，尽快使体外循环血液回输入静脉。

2. 失血量多者，予平卧、吸氧；静脉快速输入等渗溶液；配血，并尽快输入新鲜血液。

3. 做好解释和安抚工作。

第二节　血管通路使用和维护技术操作并发症的预防及处理

建立和维护一个良好的血管通路是保证血液透析顺利进行的前提条件，血管通路又称为维持血液透析患者的生命线，所以对血管通路的良好护理及对其相关并发症的及时处理至关重要。

血管通路可分为临时性血管通路和永久性血管通路。临时性血管通路包括动静脉直接穿刺、动静脉外瘘及临时性深静脉置管。永久性血管通路包括自体动静脉内瘘、移植血管内瘘及永久性深静脉留置导管。血管通路使用和维护过程中可能发生的主要并发症有：血栓形成、感染、穿刺部位渗血、穿刺部位血肿、动脉瘤及假性动脉瘤。

一、血栓形成

【临床表现】

1. 内瘘血栓形成的早期表现是供血侧血管血流量不足，血管吻合处动脉搏动、震颤及杂音减弱或消失，瘘管塌陷不充盈，穿刺后抽出暗红色静脉血；静脉血管栓塞时，静脉压力明显升高。

2. 人造移植血管栓塞后，表现为平时的周围组织肿胀消失，人造血管显露于皮下，按压无弹性，穿刺后不能抽出血液，或抽出淤血。

3. 留置导管栓塞可见透明管腔内有血凝块，并有血清析出，不能抽出血液，推注有阻力。

【预防措施】

1. 瘘管拔针后压迫止血不宜太紧，时间不宜太长。由于患者的凝血功能以及应用抗凝剂情况的不同，拔针后止血时间亦有所不同。因此，当患者使用弹力带压迫止血时，应告知其根据自身以往止血经验，及时取下弹力带，尽可能缩短压迫瘘管的时间。

2. 使用止血药物时，应随时观察瘘管的充盈和震颤情况。

3. 做好透析患者如何自我保护瘘管的宣教工作，如避免在造瘘肢体上测血压、抽血、输液，在透析期间避免术肢提、拉、推等过度用力以及在睡眠中长时间弯曲、压迫，经常自我触摸瘘管是否有搏动或震颤。发现瘘管瘪塌无震颤，应及时就医。

4. 对于危重患者行深静脉插管时，应选用三腔留置导管，以备在专用输液管腔中输液。

5. 透析结束封管时，先用生理盐水10～20ml分别脉冲式注入两侧管腔，冲刷管腔内血液，再注入相当于管腔容量的肝素原液或肝素盐水。注意推注时稍加用力，在即将推注完毕时迅速夹紧管夹，避免血液回流。消毒管口后，盖紧肝素帽并以无菌纱布包裹。封管时间超过一周时，应抽出管内封管液和部分血液，按以上方法重新封管。

【处理措施】

1. 患者在透析过程中，内瘘血栓形成时，立即采取溶栓术可使血管再通。血栓形成时间较长，血管完全堵塞时，则应重新行造瘘手术。

2. 人造血管血栓形成后，可采用手术切开取栓术或经皮在血管两端各切开一小口子，用特制钩形导管取出血栓，再配合溶栓剂，待切口愈合后可再次使用。

3. 留置导管血栓形成多用溶栓剂使其溶解。具体方法之一：用尿激酶1万～2万U，加入生理盐水至与管腔容量相等量，推入管腔并夹紧，20～30分钟后抽吸，一般可达到溶栓的目的。如仍抽吸不顺利，则考虑拔管。方法之二：如系导管沿管壁形成血栓，以链激酶3000U/h或尿激酶5000U/h持续滴注24小时，多可使血栓溶解。

二、感染

【临床表现】

1. 内瘘或移植人造血管的穿刺处及周围组织红、肿、热、痛，或在穿刺处只见一小脓点伴痒感。静脉炎时，可见血管呈红线状走行。

2. 留置导管的穿刺部位红、肿、痛，有脓性分泌物，每次血液透析开始1小时内，出现寒战发热（致热原反应的寒战多在透析后1小时左右出现）。

【预防措施】

1. 对患者做好保护瘘管的宣教工作，保持造瘘肢体的皮肤清洁。

2. 建立或连接血管通路时，应严格执行无菌操作原则，特别是在穿刺血管时，应严格消毒皮肤。

3. 穿刺针拔除后应以止血贴或无菌纱块覆盖穿刺处，以减少污染。

【处理措施】

1. 应停止使用该血管或及时拔除留置导管。

2. 局部涂抗菌药物软膏（莫匹罗星等）或用0.5%聚维酮碘湿敷。

3. 感染严重者全身用抗菌药物治疗。

三、穿刺部位渗血

【临床表现】

穿刺部位渗血是指血液自血管经穿刺点渗出。渗血慢而少时，在穿刺处很快形成血痂，渗血可自行停止；但由于透析中抗凝剂的作用，穿刺部位渗血往往难以自行止血。

【预防措施】

1. 尽量避免在瘘管的同一点上反复穿刺，尤其是当上一次穿刺处结痂过大时，不宜同点穿刺。

2. 穿刺时进针角度以30°左右为宜。如血管硬而滑或皮肤松弛时，可在血管侧旁进针，然后再进入血管。

【处理措施】

1. 可用无菌棉棒压迫针口一侧，并以胶布绷紧皮肤加压固定。

2. 将无菌纱布卷实，压迫出血点，再用弹力止血带固定。

3. 在摸清楚血管走向、确保不会刺破血管的情况下，沿血管方向，把穿刺针向前轻轻推进，使针乳头抵住穿刺点。

4. 如以上处理均不奏效，应拔针止血，另择穿刺点或血管重新穿刺。

四、穿刺部位血肿

【临床表现】

1. 在穿刺部位周围迅速鼓起紫色包块，患者自觉该处胀痛。

2. 肱动脉等大动脉穿破时，血肿迅速增大，疼痛异常，严重时可发生上臂骨筋膜室综合征。患者1～2天内血钾异常升高，后期可形成动脉瘤或血肿机化后形成肿块。

3. 透析过程中静脉回路侧针头移位，可伴有机器静脉压力过高报警。

【预防措施】

1. 熟练掌握血管穿刺技术，提高血管穿刺成功率。由于维持性血液透析患者需长期穿刺血管，且要求达到一定的血流量，因此可供选择的血管不多，穿刺时尽可能一针见血。

2. 静脉回路侧血管穿刺疑有渗漏时，应以注射器推注少量生理盐水，如无阻力及局部无肿胀方可连接循环管路，并使血流量调至50ml/min，静脉压不高时再调至正常流量。

3. 动脉直接穿刺时一般采用足背动脉，足背动脉条件不佳者，需穿刺桡动脉时，需穿刺经验丰富的护士执行。

4. 透析前连接血液管路时，应确保穿刺针在血管内。透析过程应随时观察静脉压是否升高。

【处理措施】

1. 动脉血管一旦被穿破，即使有血流亦不应勉强进行血液透析，应及时拔针并止血。有效的止血方法是压迫止血，以纱布卷成实心状，置于穿刺处及上方，拔针后用力压迫约十分钟，然后再以弹力止血带或绷带加压止血4～5小时。

2. 血肿形成后，早期冰敷患处，有止血及止痛功效，24小时后可热敷，用鲜马铃薯切片敷于患处，可使血肿加快吸收。

五、动脉瘤及假性动脉瘤

【临床表现】

1. 动脉瘤是指动脉直接穿刺后，使血管局部瘤样扩张。
2. 假性动脉瘤是指内瘘管中的静脉血管形成瘤样扩张。

【预防措施】

1. 避免在血管管腔扩大、管壁较薄的内瘘血管上作区域式穿刺，移植人造血管更是禁止在同一部位反复穿刺。
2. 熟练掌握穿刺技术，避免刺破血管。

【处理措施】

1. 动脉瘤不大时，可用弹力护腕带适当压迫，避免瘤体进一步扩大。
2. 动脉瘤较大时，应行手术结扎切除。

第三节　与血液透析治疗方案有关的并发症的预防及处理

随着血液透析技术的不断提高和透析设备的不断改进以及透析质控的规范化管理，血液透析质量不断提高，大大增加了患者在透析过程中的安全性。但在血液透析过程中或在血液透析结束时可能发生与透析治疗方案有关的急性并发症，如失衡综合征、首次使用综合征、肌肉痉挛、头痛、低血压、心律失常、心力衰竭。

一、失衡综合征

【临床表现】

1. 轻度失衡　头痛、倦怠、恶心呕吐、烦躁不安、血压升高。
2. 中度失衡　肌肉痉挛、定向障碍、扑翼样震颤、嗜睡。
3. 重度失衡　精神异常、胡言乱语、惊厥、癫痫样发作、昏迷甚至死亡。

【预防措施】

1. 首次透析采用小面积低通量透析器，透析时间不超过3小时，血流量180ml/min，使尿素氮清除率在30%左右。尿素氮、肌酐较高者，首次透析时间可以从1小时开始。
2. 诱导期透析，适当增加透析频率，每次脱水量不宜过多。
3. 透析液浓度不宜过低，可采用钠浓度曲线透析液序贯透析。
4. 规律充分透析，增加透析频率、缩短透析时间。

【处理措施】

1. 轻者可继续透析，减慢血流量，给予吸氧，静脉输入50%葡萄糖或5%氯化钠溶液。
2. 症状严重者，应停止透析，给予镇静剂以及静脉输入20%甘露醇。
3. 排除脑血管意外之后做相应的处理，一般24小时后好转。

二、首次使用综合征

首次使用综合征又称透析器反应，是指血液透析治疗患者因使用新的透析器而发生的一组临床综合征。

【临床表现】

1. 甲（A）型反应　透析开始20分钟眼睑、口唇及肢体、躯干皮肤出现荨麻疹，伴鼻过敏、眼部水肿、皮肤瘙痒、腹痛或腹泻、焦虑不安，可出现呼吸困难、血压下降、休克甚至死亡。

2. 乙（B）型反应　较甲型症状轻，仅有胸痛和背痛，可伴恶心呕吐、抽搐。一般在透析30分钟内或更长时间后发生。

【预防措施】

1. 选用生物相容性好的透析膜或复用透析器，如纤维素膜衍生物和合成高分子聚合膜。改用非环氧乙烷（ETO）消毒的透析器。

2. 对易发生首次使用综合征的患者，在新透析器及管道预冲时，应以不少于1000ml的生理盐水冲洗，并排至管路外，然后再连接成闭合回路进行循环。

3. 采用高温预冲，将透析液温度调至39℃。

4. 选用蒸汽或γ射线消毒透析器。

5. 进行透析器复用。

6. 对于高危人群可于透析前应用抗组胺药物，并停用ACEI类药物。

【处理措施】

1. 症状较轻者，给予吸氧和地塞米松5mg静脉注射。

2. 严重者，立即停止透析，丢弃外循环管路血液，给予皮下注射肾上腺素、吸氧、地塞米松5mg静脉注射，低血压者给予高渗糖。

3. 如果出现呼吸循环障碍，立即予心脏呼吸支持系统治疗。

三、肌肉痉挛

【临床表现】

透析中发生肌肉痉挛较为常见。多发生在透析过程的中、后期，主要表现为足部、手指、腓肠肌和腹壁的痛性痉挛，可伴有血压下降。

【预防措施】

1. 提高透析液的钠浓度。

2. 超滤勿过快过多。

3. 积极纠正低镁血症、低钙血症和低钾血症等电解质紊乱情况。

4. 鼓励患者加强肌肉锻炼。

【处理措施】

1. 发生肌肉痉挛时，暂停超滤，减慢血流速度，快速静脉输入生理盐水250ml或50%高渗糖100ml。

2. 腓肠肌痉挛者可用手顶住患者足底部，使足背尽量屈曲，可减轻疼痛。

3. 低钙血症者，可用10%的葡萄糖酸钙缓慢静脉注射。

四、头痛

【临床表现】

透析中发生头痛，大多原因不明，以年轻女性居多。头痛常发生于透析开始2～3小时后，头痛持续数小时，可伴有颈部和肩背部疼痛。

【预防措施】

1. 放松情绪，尽量在透析中入睡或收听音乐。

2. 针对诱因适当预防，包括低钠透析、避免透析中的高血压发生、规律透析等。

【处理措施】

1. 针对病因，去除致头痛因素。
2. 必要时给予止痛药和镇静剂。

五、低血压

【临床表现】

1. 轻者　头昏、眼花、全身发热感、出冷汗、打哈欠、腰痛、有便意等。

2. 重者　面色苍白、呕吐、心律失常、抽搐、意识丧失、大小便失禁，甚至心搏骤停。

【预防措施】

1. 避免有效血容量急剧下降。一次透析超滤不宜过多过快，透析期间的患者体重增长一般以不超过体重的5%为宜，体重增加过多的，应适当延长透析时间，或增加透析次数，使超滤率小于1～1.2L/h。

2. 透析过程中应避免饱餐，进餐时适当增加流质饮食，以免胃肠道充血和消化液大量分泌使有效循环血量快速下降。

3. 在透析全程利用血容量监测装置进行监控，可有效地防止容量性低血压的发生。

4. 定期调整透析患者的干体重。

5. 维持血浆渗透压。对于透析中经常性低血压的患者，在透析中可采用可调钠；有条件者，在透析中给予静脉输入白蛋白；必要时也可采用序贯透析或血液滤过等方法，以减少溶质清除过快引起的低渗透压。

6. 改善心功能、纠正贫血。积极治疗心血管疾病如冠心病、心包炎和心律失常等；对于严重贫血患者应通过增加透析次数，增加促红细胞生成素用量或输血等措施来加以纠正。心血管功能不稳定或贫血患者给予吸氧和输血，可减少低血压的发生。

7. 对于多脏器功能衰竭的重症患者，在行CRRT疗法时，采用同时连接动、静脉血管通道，进入治疗程序。

8. 其他　如透析前停服降压药、减慢血流量、降低透析液温度等。

【处理措施】

1. 一旦确认患者发生低血压，立即协助患者平卧。

2. 停止超滤。

3. 减慢血流量。

4. 在血泵前输入生理盐水或推注50%高渗糖溶液。

5. 心前区不适者，给予吸氧。

6. 经上述处理后，一般均能使血压很快回升。如不奏效，应进一步查找原因，给予相应处理，必要时结束透析。

六、心律失常

【临床表现】

1. 心慌、胸闷、乏力，可伴血压下降。

2. 心电图示心律失常。

【预防措施】

1. 充分透析，应用高效透析器；有条件者施行血液透析滤过。

2. 采取个性化透析，年老体弱纳差者，透析液钾浓度应相对略高，一般3.0～3.5mmol/L为宜。对于心血管功能不稳定者，透析时血流量不宜过大，宜维持在180ml/min左右。透析结束回血时，血流量应小于100ml/min。

【处理措施】

1. 去除病因，积极治疗原发病。

2. 对易发生心律失常的透析患者，透析时给予吸氧。发生心律失常时，给予抗心律失常药，必要时停止透析。

七、心力衰竭

【临床表现】

主要表现为急性右心功能衰竭：呼吸困难，呼吸频率可达40次/分以上，可出现极度烦躁、大汗淋漓、面色青灰以及濒死感；双肺布满湿啰音及哮鸣音。严重者出现心源性休克、心搏骤停。

【预防措施】

1. 积极治疗原发病，控制高血压；充分透析，准确制定合适的干体重。

2. 指导透析患者在透析间期控制水、钠摄入，同时亦严格控制富含钾食物的摄入。

3. 透析中超滤未达一定量时，快速输液应慎重。

【处理措施】

1. 发生心力衰竭时，患者取坐位，双腿下垂，给予高流量吸氧，并可用20%~30%乙醇湿化氧气。

2. 必要时给予强心剂。

3. 上机透析时，尽量排掉预冲液，血流量不宜太快，一般150ml/min左右，可采取单纯超滤，再行透析。

4. 透析宜用低钠透析液。

八、胸痛和背痛

【临床表现】

患者主诉背痛或胸痛。

【预防措施】

积极寻找原因：常见的原因是心绞痛，其他原因还有透析中溶血、低血压、空气栓塞、透析失衡综合征、心包炎、胸膜炎。

【处理措施】

在明确病因的基础上采取相应的治疗措施。

九、皮肤瘙痒

【临床表现】

皮肤瘙痒是常见的不适症状，有时严重的影响患者的生活质量，透析治疗会促发或者加重症状。

【预防措施】

1. 控制患者的血清钙、血清磷和全段甲状旁腺激素（iPTH）。
2. 避免应用可能引起瘙痒的药物。
3. 使用生物相容性好的透析器和管路。
4. 避免应用对皮肤刺激大的清洁剂，应用一些保湿护肤品，保持皮肤湿润。
5. 衣服尽量选用棉制品。

【处理措施】

适当采用对症处理措施。包括应用抗组胺药物、外用含镇痛剂的皮肤润滑油。

第四节 腹膜透析技术操作并发症的预防及处理

腹膜透析是指通过规律、定时的向腹腔内灌入和引流透析液，利用患者自身腹膜的半透膜特性，通过弥散和对流的原理清除体内潴留的代谢产物和过多水分，纠正电解质和酸碱平衡紊乱，保持内环境稳定，主要用于治疗慢性肾衰竭。腹膜透析技术操作可能发生多种并发症，如疼痛、腹膜炎、出口处感染、隧道感染等。

一、疼痛

【临床表现】

1. 约有3%～4%患者出现会阴部或肛周部位疼痛，在灌入透析液初期或透析液引流即将结束时尤为明显，一般于置管后1～2周自行消失。
2. 弥漫性腹痛，呈持续性，可有压痛、反跳痛。

【预防措施】

1. 向患者解释疼痛的可能原因，消除其紧张心理。

2. 尽可能避免产生疼痛的因素

（1）透析初期，从小剂量开始，透析液灌入和排出速度避免过快。

（2）透析液温度适宜，一般在36～37℃。

（3）遵守操作规程，严格无菌操作，防止腹膜炎的发生。

（4）透析导管置入深度适宜。

【处理措施】

1. 针对病因进行治疗。

2. 透析液引流相关腹痛，可降低透析液注入初期和引流末期的速度，必要时可使用止痛剂。

3. 透析导管置管位置较低所致疼痛，可先使用止痛剂，必要时可拔除后重新置管。

4. 腹痛显著者,可在透析液中加入5%利多卡因5ml。

5. 持续腹腔冲洗并积极治疗腹膜炎，可缓解腹膜炎所致腹痛。

二、腹膜炎

【临床表现】

1. 透出液混浊。

2. 腹痛、压痛及反跳痛。

3. 部分患者可有恶心、呕吐和腹泻。发热以低（中）度发热多见；少数患者出现高热，伴寒战；败血症罕见。

4. 透出液常规检查白细胞 > 100/µl，多形核白细胞 > 50%。

5. 病原学检查阳性。

【预防措施】

1. 围术期使用抗菌药物。

2. 使用双涤纶套透析导管。

3. 术后检查腹膜透析导管，确保导管与钛接头之间连接紧密，防止脱落。

4. 保持操作环境清洁，治疗室每天空气消毒2次，禁止无关人员出入；光线充足，换液时暂时关闭风扇和门窗，防止尘埃飞扬；操作前修剪指甲，洗手戴口罩，操作时避免对着无菌区域说话、咳嗽、打喷嚏。定期监测空气质量，发现问题及时整改。

5. 更换透析液时，必须遵循操作规程，严格无菌操作。

6. 认真做好导管出口处护理，妥善固定导管，防止导管牵拉和扭曲，每天用聚维酮碘（或络合碘）清洗导管口周围皮肤，然后用生理盐水擦洗管口，待干，并以无菌透气敷料覆盖，以减少导管出口处细菌滋生。

7. 保持良好生活习惯，注意休息、加强营养、适度运动，提高机体免疫力。注意个人卫生，勤剪指甲、勤更衣。保持大便通畅，防止腹泻。

8. 做好居家透析培训，确保操作正规。

【处理措施】

1. 一旦考虑患者并发腹膜炎，立即留取透出液作常规生化和细菌学检查。

2. 用1.5%透析液1000~2000ml（以患者能耐受为宜），不停留即放出，连续冲洗腹腔至透出液澄清。

3. 留取透析液标本后腹腔内行经验性抗菌药物治疗（头孢一代和氨基糖苷类）。

4. 根据培养和药敏试验结果调整用药。严重感染者在腹腔用药的同时给予全身应用抗菌药物。抗菌药物治疗时间一般为培养阴性后7天，总疗程为14~28天。如为铜绿假单胞菌和耐甲氧西林的表皮葡萄球菌及金黄色葡萄球菌感染，疗程为4周。

5. 治疗期间必要时可临时进行血液透析。

6. 腹膜炎治愈后应予以更换连接短管再继续进行腹膜透析。

7. 在行所有涉及腹部或盆腔的操作之前应排空腹膜透析液，一切侵入性操作前均要预防性使用抗菌药物。

8. 加强支持疗法。

9. 对于难治性和复发性腹膜炎予以拔管，且拔管后继续使用抗菌药物至少一周。对于真菌性和结核性腹膜炎应立即拔管，并针对病因进行治疗。

三、出口处感染

【临床表现】

导管出口处红、肿、疼痛，或有脓性分泌物，患者可伴有畏寒、发热等全身症状；周围皮肤红斑、结痂等慢性感染时，可见隧道口有肉芽组织增生且炎症持续时间在4周以上，但患者多无疼痛感。

【预防措施】

1. 围术期预防性使用抗菌药物。

2. 术后保持伤口敷料干燥清洁，不可盆浴或游泳。淋浴时使用人工肛袋保护出口。

3. 妥善固定导管，在离导管出口3cm处用胶布将导管固定在腹壁上，避免牵拉；换液时动作轻柔。

4. 避免举重物、用力过度和便秘，透析尽可能在伤口愈合后开始。若需早期透析，需采取仰卧或侧卧位低容量、低灌注，腹膜透析液留腹时间不宜过长。

5. 每天用聚维酮碘（或络合碘）清洗导管口周围皮肤，再用生理盐水擦洗出口（避免聚维酮碘长期刺激），待干。用无菌透气敷料覆盖，出口护理一般在洗澡后进行。

6. 避免使用有刺激性或可能引起皮肤过敏的药物，不可强行揭掉隧道口的痂皮。

7. 保持局部皮肤干燥清洁，贴身衣物应经常换洗。

【处理措施】

1. 发生出口处感染，应进行分泌物涂片革兰染色和分泌物微生物培养，以指导用药。

2. 加强局部护理和使用抗菌药物乳膏。感染严重者可将纱布用高渗盐水浸润，缠绕在出口处导管周围15分钟，每天1~2次。

3. 根据分泌物细菌培养结果，选用敏感抗菌药物。

4. 肉芽组织长成"赘肉"时，可用硝酸银棒烧灼，但注意勿损坏导管。

四、隧道感染

【临床表现】

隧道感染通常伴发于出口处感染。临床表现隐匿，可出现隧道出口处红肿、触痛、渗液或流脓，沿隧道走向有压痛，周围组织肿胀硬结，隧道周围皮肤有灼热感。一旦脓肿形成，触之有波动感，可伴有高热和全身中毒症状。

【预防措施】

1. 加强出口处护理，严格遵守腹膜透析操作规程。

2. 积极控制出口处感染，避免感染进一步加重而继发隧道感染。

3. 教育糖尿病肾病患者避免在腹部进行胰岛素注射。

【处理措施】

1. 每天将局部脓性分泌物清除干净，可选用紫外线照射以保持出口处干燥。

2. 出口处局部用1%聚维酮碘（或络合碘）消毒后用3%过氧化氢溶液冲洗，继之使用生理盐水冲洗干净，再使用庆大霉素8万单位加生理盐水4ml在感染部位周围行局部浸润注射，最后用稀释的庆大霉素（庆大霉素8万单位加生理盐水1～2ml）浸湿纱布湿敷，每天1～2次。

3. 培养结果未出来前首选抗革兰阳性细菌药物用于腹腔和全身。感染严重者可剥离皮下涤纶套。

4. 治疗无效者应考虑拔除导管。

五、腹膜透析液渗漏

【临床表现】

1. 切口或导管出口处渗液。
2. 腹部水肿或腰围增粗。
3. 阴囊、阴茎或阴唇水肿。
4. 无全身水肿，但出现单侧的胸腔积液。
5. 超滤量下降。

【预防措施】

1. 提高置管技术，注意避免腹膜透析导管损伤，收紧荷包。
2. 术后妥善固定外管，避免导管牵拉脱出。
3. 一般术后休息1～2周后方可开始透析，若必须立即透析者应取半坐卧位从小剂量开始。
4. 避免咳嗽、呕吐，保持大便通畅，减低腹压。
5. 尽量避免大容量腹膜透析液留置腹腔，除非病情必要。
6. 纠正营养不良。

【处理措施】

1. 改做小剂量卧位间歇性腹膜透析（IPD）或非间歇性腹膜透析（NIPD）。如渗漏较多，可停腹膜透析2周，改为血液透析，大多数渗漏可治愈。

2. 难治性渗漏需CT扫描明确渗漏部位，予以手术修复，必要时需重新置管。

3. 加强支持疗法，避免患者出现水钠潴留。

六、腹膜透析引流不畅

【临床表现】

1. 单向阻塞主要表现为透析液灌入通畅，而引流困难，多为导管尖端移位。

2. 双向阻塞表现为灌入和引流均不通畅，与导管扭曲、导管内血凝块或纤维蛋白凝块堵塞、大网膜包裹、便秘、导管尖端位于肠袋内有关。

3. 网膜包裹时，灌入速度减慢，同时可伴局部疼痛，严重程度与包裹程度相关。

【预防措施】

1. 提高置管技术，确保导管尖端到位，大网膜较丰富者可部分结扎和切除。

2. 鼓励患者术后早期下床活动，保持大便通畅。

3. 减慢透析液灌入和引流速度。

4. 术后1周内常规使用肝素盐水封管（生理盐水20ml+肝素20mg）。

5. 如有血性腹水，可在腹膜透析液或腹膜透析导管内加入含肝素的生理盐水，避免血凝块阻塞导管。

6. 禁止行导管内回抽操作，防止网膜吸附导管。

7. 避免腹膜透析导管移位。

【处理措施】

1. 检查透析管道是否受压、扭曲、夹子和旋钮是否打开。

2. 嘱患者不断改变体位，以促进引流。

3. 对膀胱充盈、便秘所致者，则嘱患者排空膀胱（必要时导尿），或口服缓泻剂通便。

4. 考虑纤维蛋白凝块或血凝块堵塞导致引流不畅者，可使用5～10mg肝素于20ml生理盐水中加压冲洗管腔。也可用肝素5～10mg/L的浓度加入透析液中，再用手挤压透析袋，达到高压灌注冲洗的效果。以上方法如无效，可采用尿激酶2万U+生理盐水20ml稀释后，注入管内并封管4小时以上，观察通畅情况。

5. 大网膜包裹者，可在腹腔镜下分离包裹导管的大网膜，也可采用开放小切口手术法分离包裹的大网膜。

6. 导管移位者（通过腹部X线片确诊），可先给予保守治疗，例如：使用缓泻药促进肠蠕动、导管针或手法复位。无效者需采用腹腔镜、手术复位或拔管后重新置管。

七、血性引流液

【临床表现】

引流液呈洗肉水样、淡红色、暗红色或鲜红色。一般发生在置管术后。女性患者在月经期内可出现血性引流液，月经干净后变清。此外，结核性腹膜炎、腹腔内肿瘤、出血性疾病患者也可出现血性引流液。

【预防措施】

1. 术前评估凝血状态，如明显异常，需补充凝血因子，贫血严重者予以输血。

2. 术前停用抗凝药物。

3. 术中止血彻底，避免损伤腹壁血管和腹腔内脏器。

4. 预防和治疗导致血性腹膜透析液的其他原因。

【处理措施】

1. 如为术后出血，采用未加温的透析液反复冲洗腹腔，可使腹腔内毛细血管收缩从而减少出血；腹腔内灌注透析液后，用腹带加压包扎腹部。经处理后引流液仍较红或进行性加深，则需手术止血并根据情况输血。

2. 月经期的血性引流液则无需特殊处理。

3. 其他原因所致则针对病因进行治疗。

八、疝

【临床表现】

1. 一般无症状，仅表现为局部隆起。当放入腹膜透析液或增加腹压的动作时局部隆起更明显。

2. 由于手术中腱鞘愈合不佳，部分患者可能发生交通性积液，出现阴囊或外阴水肿，但有时可因小肠嵌顿而发生肠梗阻症状，局部剧痛，腹部绞痛，甚至发生机械性肠梗阻，伴腹膜刺激征等。

【预防措施】

1. 腹膜透析置管时采用经腹直肌旁正中切口，避免经腹白线切口或脐周切口。

2. 关闭腹腔时严格细致缝合腹直肌前鞘。

3. 置管术后10~14天开始腹膜透析,从IPD过渡到持续非卧床性腹膜透析(CAPD),有条件者可考虑采用自动腹膜透析(APD)。

4. 避免长时间做咳嗽、负重、屏气等增加腹压的动作。

5. 对原有腹部疝者应在术前进行外科干预。

6. 避免大剂量腹膜透析液留置腹腔,除非病情需要。

【处理措施】

1. CAPD患者发生的腹股沟疝一般不提倡手术治疗,特别是股疝及发生于成人的脐疝,尤其是疝块小,病史短者。

2. 对腹壁缺损较小而疝环也较小,及嵌顿时间在3~4小时以上,而局部压痛明显、有腹膜刺激症状,估计已发生绞窄的患者,可通过包括传统的疝成形术及聚丙烯纤维修复网加强的改良手术对其进行根本治疗。术后暂停腹膜透析,改行血液透析,12~14天后可继续腹膜透析,有条件者可改行NIPD以减少疝的复发。

3. 如无法手术,可给予疝气带或腰带束腹并限制活动,无效并严重影响腹膜透析时可改行血液透析或肾移植。

九、胸腔积液

【临床表现】

1. 胸腔积液可为单侧或双侧同时并存,但以右侧多见。

2. 胸腔积液量少时可无症状,或仅有轻微呼吸困难,体检可无异常。

3. 胸腔积液过多者可表现为胸部胀满、呼吸困难,胸痛、体重增加。体检可见呼吸活动度减弱,叩诊呈浊音,呼吸音减弱或消失。

4. 胸片和胸腔B超可确定胸腔积液量和部位。

【预防措施】

1. 避免长时间咳嗽、负重、屏气等增加腹压的动作。

2. 避免大剂量腹膜透析液留置腹腔,除非病情需要。

3. 维持正常循环容量状态,避免水钠潴留。

4. 加强营养支持,避免营养不良。

5. 控制肺部感染,纠正心力衰竭。

【处理措施】

1. 暂停腹膜透析改行血液透析或改为IPD,并减少透析液用量,透析时取坐位或半坐卧位。

2. 如影响呼吸，暂停腹膜透析，必要时行胸腔穿刺或胸腔闭式引流，以改善呼吸功能。

3. 行胸腔粘连术，可使用四环素、50%葡萄糖注射液20ml、自体血40ml等胸腔注射，使横膈缺陷闭合。

4. 必要时手术修复缺陷的横膈。

十、腰背痛

【临床表现】

腰背部疼痛，或有活动障碍，局部可压痛。

【预防措施】

1. 消除引起腰背疼痛的原因，训练腰部肌肉。
2. 减少透析液留在腹腔的量。
3. 严重椎间盘病变者避免采用腹膜透析。

【处理措施】

1. 如为腹腔积气引起的腰背部疼痛，可让患者仰卧，头后悬或膝胸卧位，促进气体排出。
2. 对症治疗，局部按摩或理疗，必要时可加用非甾体抗炎药。
3. 改CAPD为IPD，有条件可改为NIPD。

第五节 血浆置换技术操作并发症的预防及处理

血浆置换疗法系将患者血液引入血浆交换装置，将分离出的血浆弃去，并补回一定量的血浆，借以清除患者血浆中抗体、激活免疫反应的介质和免疫复合物。血浆置换可能发生的并发症包括血浆过敏反应、低血压、抗凝血导致的出血、继发感染、低钙血症、灌流综合征、穿刺失败或血肿及穿刺部位的皮肤感染、少量血细胞损失等。

一、血浆过敏反应

【临床表现】

1. 发冷、全身发麻，一般在置换1000ml后出现。
2. 恶心、呕吐。
3. 过敏性皮疹。

4. 发热、寒战。

【预防措施】

1. 操作前做好心理护理，消除患者紧张情绪，嘱患者清淡饮食。
2. 操作同时给予静脉补充钙剂。
3. 操作前予以抗过敏药物。
4. 密切观察病情变化，注意患者主诉。

【处理措施】

1. 遵医嘱给予对症处理，静脉注射地塞米松抗过敏，并减慢血浆回输速度；给予葡萄糖酸钙，解除平滑肌痉挛，降低毛细血管通透性；给予甲氧氯普胺10mg，加强胃肠道平滑肌的蠕动，防止呕吐。一般在采取对症治疗和抗过敏治疗30分钟后缓解。
2. 寒战时予以保暖。
3. 给予心理安抚。

二、低血压

【临床表现】

面色苍白，胸闷，脉搏细速，血压低于90/60mmHg。

【预防措施】

1. 血浆置换初期血流速度宜慢，一般为30~50ml/min，20分钟后血液速度逐渐调至60~100ml/min。
2. 严密观察病情，监测血压。

【处理措施】

血浆置换术全程心电监护，如血压低于90/60mmHg，则将血流速度调为20~30ml/min，待患者血压回升后再将血流速度逐渐调快，同时要调节好弃浆量与补液量的平衡，以免出现血容量的不足。

三、抗凝血导致的出血

【临床表现】

皮肤黏膜及各脏器出血，偶有颅内出血或其他致死性出血。

【预防措施】

治疗前检测患者凝血功能，了解血小板计数。

【处理措施】

纠正贫血，改善凝血功能，必要时输注血小板。

四、继发感染

【临床表现】

发热和治疗后血常规检测，白细胞计数明显增高。

【预防措施】

1. 严格无菌操作。
2. 操作前后加强患者的个人卫生，保持穿刺部位清洁，预防感染。

【处理措施】

1. 抗菌药物治疗，1~3个月追踪观察，检测HAV、HBV、HCV、HDV、HEV、HIV等病毒指标，有无血源性继发感染。
2. 使用一次性血管路，严格无菌操作。
3. 加强输血源管理及患者支持治疗。

五、低钙血症

【临床表现】

口唇、面部和手足发麻，严重者出现四肢抽搐。

【预防措施】

因抗凝剂复方枸橼酸钠可与血液中钙离子结合，出现低钙血症。因此，当患者无不适主诉时也需要补充葡萄糖酸钙，以防低血钙。

【处理措施】

操作同时静脉补充钙剂。

六、灌流综合征

【临床表现】

畏寒、寒战、胸闷、全身不适。其发生与灌流器内吸附力与血浆成分相互作用、体内血管活性物质增加或细胞因子浓度改变有关。

【预防措施】

1. 密切观察患者生命体征等病情变化。

2. 减慢抽血及回输速度。

3. 遵医嘱使用地塞米松。

【处理措施】

1. 减慢血浆置换速度。

2. 对症处理。

七、穿刺失败或血肿及穿刺部位的皮肤感染

【临床表现】

穿刺针内无回血，穿刺的血管破损，出现皮下肿胀、疼痛、皮下淤血。穿刺处局部皮肤红、肿、热、痛、局部皮温升高。

【预防措施】

1. 熟练掌握血浆置换常用静脉的解剖位置，选择暴露、较直、弹性好、粗大清晰的浅表静脉，提高穿刺技术。避免盲目进针。

2. 严格无菌操作，操作中注意保持无菌面不被污染。

【处理措施】

出现血管破损后，立即拔针，局部按压止血20～30分钟。早期予以冷敷，以减少出血。24小时后局部给予50%硫酸镁溶液湿热敷，每天2次，每次30分钟，以加速血肿的吸收。有穿刺处皮肤感染者按静脉炎处理。

八、少量血细胞损失

【临床表现】

血常规检测血红蛋白指标下降及血小板的损耗。

【预防措施】

操作中仔细观察，及时调整各项参数。

【处理措施】

对症处理，必要时输血治疗。

（杨丽君　向娥英　蒋开明）

第二十九章
翻身床使用技术操作并发症的预防及处理

翻身床使用是烧伤外科应用较广的技术，使用翻身床治疗大面积烧伤，能加速创面干燥、结痂、减轻因创面引起全身严重感染，从而有效地预防并发症，促进创面愈合，缩短疗程，减少医疗费用。其使用的目的是：使创面充分暴露，定时被动翻身，避免创面长时受压，预防创面加深或长期受压部位形成压疮；便于处理大、小便；便于换药和植皮术时运送患者。

翻身床使用适应于大面积烧伤48小时后，肢体和躯干环形烧伤的患者，背、腰、臀部、会阴部烧伤患者，全身多发性压疮患者的翻身护理。凡烧伤休克期患者合并呼吸道烧伤、心力衰竭、全身极度水肿以及使用冬眠药物者禁忌翻身。使用翻身床翻身时可能发生的并发症包括坠床、管道滑脱、呼吸困难等。

一、坠床

【临床表现】

患者部分或整个身体坠落于地面。

【预防措施】

1. 向患者进行操作前告知，消除其紧张心理，取得患者的配合，检查翻身床所有部件。

2. 当患者出现躁动不安等精神症状时，应立即将翻身床的扶手板支架保护患者的上身，并用翻身带约束患者的肢体以防坠床。

3. 翻身前，选择弹性良好的海棉垫及烧伤垫填满翻身床两屉之间的空隙，在翻身前用翻身带绑紧翻身床。

【处理措施】

1. 通知医生，评估患者生命体征是否平稳，有无骨折、管道滑脱、伤口污染等。

2. 安抚患者，保持镇定，勿慌乱，配合治疗及护理。

3. 立即组织2~3名医务人员保护患者，将其翻身后妥善固定于翻身床并调整好患者体位。

二、管道滑脱

烧伤患者使用的管道包括输液管、输氧管、各种引流管。

【临床表现】

1. 血液自置管部位流出。
2. 液体滴落于地面或翻身床上。
3. 引流液自置管部位流出。

【预防措施】

1. 翻身前，妥善固定引流管，并留有足够长度，以防翻身时脱落。
2. 翻身时，将输液管延长放置到翻身方向的对侧。
3. 翻身完毕，应检查输液管及引流管有无脱出或阻塞，再次妥善固定。

【处理措施】

1. 消毒置管部位，更换输液器重新连接输液管道。
2. 有必要通知医生重置引流管。

三、呼吸困难

【临床表现】

患者出现躁动、呼吸急促、发绀、面部涨红，呼吸增快 > 25次/分，血氧饱和度持续下降（≤95%），心率增快（≥120次/分）

【预防措施】

1. 面颈部水肿严重者，翻身须有医生在场，护士在床旁严密观察呼吸情况。
2. 翻身时，气管切开患者锁好内套管，床边常规备置套管及无菌血管钳。翻身前调好患者的体位，暴露气管切口。
3. 气管切口套管的寸带需根据水肿消退情况及时调整。
4. 翻身前为患者清理呼吸道。

【处理措施】

1. 立即检查气管切口，去除堵塞物，并通知医生，使患者翻身仰卧。
2. 即刻滴药、吸痰，若痰液黏稠可行雾化吸入。
3. 加大氧流量至4～6L/min，必要时予以面罩吸氧。
4. 若套管脱出，配合医生更换气管套管。

（杨　丽）

第三十章
胰岛素注射技术操作并发症的预防及处理

胰岛素注射即胰岛素皮下注射，是将一定量的胰岛素注入人体皮下组织中的一种给药方法。胰岛素口服在胃肠道内易被消化酶破坏，失去作用，而皮下注射迅速被吸收，达到降糖效果，因此胰岛素适合皮下注射，不宜口服给药。胰岛素注射因注射装置不同可分为以下注射方法：胰岛素注射器、胰岛素笔及胰岛素泵注射，其可能发生的并发症包括注射部位疼痛、感染、低血糖反应、过敏反应、皮下脂肪增生或萎缩等。胰岛素注射器注射胰岛素可能发生的并发症与胰岛素笔相同，因此本章主要讲述胰岛素笔、胰岛素泵注射胰岛素所引起的并发症的预防及处理。

第一节　胰岛素笔注射技术操作并发症的预防及处理

胰岛素笔注射胰岛素是将一定量的胰岛素通过专用胰岛素笔注入人体皮下组织的一种给药方法。胰岛素笔注射胰岛素主要适用于以下几类人群：经常出差、生活不规律者，恐惧注射器者，使用一种或两种固定比例的胰岛素制剂的患者，视力不好或无人照顾的老年人。胰岛素笔注射胰岛素可能发生的并发症包括：注射部位疼痛、感染、低血糖反应、过敏反应、皮下脂肪增生或萎缩等。

一、疼痛

【临床表现】

注射部位疼痛，呈刺痛。

【预防措施】

1. 注射前向患者说明注射的目的、可能出现的并发症及注意事项，消除患者紧张心理，取得其配合。

2. 尽量选用短、细胰岛素注射笔用针头，如31G*5mm、32G*4mm针头；

针头一次性使用。

3. 注射应在皮肤消毒剂干燥后进行。

4. 选择适宜的注射部位，轮流更换注射部位。

5. 使用中的胰岛素置于室温保存。

6. 提高注射技巧，实施无痛注射。

【处理措施】

1. 嘱患者全身放松、深呼吸，分散患者注意力，减轻疼痛。

2. 疼痛尚能忍受，可迅速注射完毕后拔针，如疼痛无法忍受，更换注射部位再注射。

3. 评估产生疼痛的原因，再次注射时尽可能避免可能产生疼痛的因素。

二、感染

【临床表现】

注射部位瘙痒、红、肿、热、痛、溃烂。

【预防措施】

1. 注射前清洁注射部位皮肤，操作者清洁双手。

2. 严格执行无菌操作原则。

3. 交待患者，注射后不可随意搔抓或揉按注射部位。

4. 针头一次性使用。

【处理措施】

1. 严格控制血糖。

2. 局部皮肤瘙痒者，交待患者勿抓、挠，外涂0.5%聚维酮碘。

3. 局部皮肤红、肿、热、痛，可用庆大霉素加胰岛素湿敷。

4. 注射部位发生溃烂、破损者，则按外科换药处理。

三、皮下脂肪增生

【临床表现】

皮下组织变性、质地变硬、增生形成脂肪垫或结节。

【预防措施】

1. 针头一次性使用。

2. 选择注射点要尽量分散，轮流使用，避免在同一处多次反复注射，避免在瘢痕、炎症、皮肤破损部位注射。

3. 尽量选用高纯度人胰岛素或胰岛素类似物。

【处理措施】

1. 每次注射前检查注射部位，避免在皮下脂肪增生处注射。
2. 注射部位由皮下脂肪增生处转至正常组织时，需适当减少胰岛素用量。
3. 在脂肪垫相应的边缘用墨水做上标记，并每天配合用温热水湿热敷、局部理疗。

四、低血糖反应

【临床表现】

血糖≤3.9mmol/L或突然出现乏力、头晕、心悸、出冷汗、饥饿感、心率加快，重者虚脱、昏迷、甚至死亡。

【预防措施】

1. 严格遵守给药剂量。
2. 定时定量进餐。
3. 尽量选用短、细胰岛素注射笔用针头，对体质消瘦、皮下脂肪少的患者，应捏起注射部位皮肤并减少进针角度注射，避免误入肌肉组织。
4. 注射后勿剧烈运动、按摩、热敷、洗热水澡等。
5. 加强血糖监测，注射胰岛素后，密切观察患者情况。
6. 加强糖尿病、胰岛素注射有关知识的宣教。

【处理措施】

1. 如发生低血糖症状，立即监测血糖，同时口服糖水、糖果等易吸收的碳水化合物。严重者可静脉注射50%葡萄糖注射液40~60ml。
2. 分析产生低血糖的原因，尽可能避免再次发生低血糖的因素。

五、过敏反应

【临床表现】

1. 局部反应　红肿、瘙痒、水疱、硬结形成。
2. 全身反应　面部和口腔黏膜水肿、呼吸困难、哮喘，重者可发生休克。

【预防措施】

1. 应用高纯度人胰岛素或人胰岛素类似物。

2. 注入胰岛素不能过浅，应达到皮下组织。

【处理措施】

1. 更换高纯度胰岛素。

2. 轻度局部反应无须处理，全身反应显著者遵医嘱口服氯苯那敏、赛庚啶等抗过敏药物。

3. 严重过敏反应时，遵医嘱给予泼尼松（强的松）、肾上腺素等。

4. 采用胰岛素脱敏注射。

第二节　胰岛素泵使用技术操作并发症的预防及处理

胰岛素泵（CSII）是人工智能控制的胰岛素输入装置，通过模拟正常生理状况下胰岛素的分泌模式，持续地向人体皮下输注胰岛素从而有效地控制血糖。相对于常规的胰岛素治疗方法，胰岛素泵治疗可更平稳、长期、安全有效的控制血糖，减少低血糖发生，提高生活质量。胰岛素泵注射可能发生的并发症包括：感染、意外高血糖、低血糖反应、过敏反应、皮下脂肪增生等。由于低血糖反应、过敏反应、皮下脂肪增生临床表现及预防处理与胰岛素笔注射胰岛素基本相同，本节不予重复叙述。

一、感染

【临床表现】

注射部位瘙痒、红、肿、热、痛，甚至溃烂。

【预防措施】

1. 注射前需清洁注射部位皮肤，操作者清洁双手。

2. 避开腰带摩擦处注射，严格执行无菌操作原则。

3. 交代患者，注射后不可随意搔抓或揉按局部注射部位。

4. 泵管一次性使用，3～7天轮换注射部位。

5. 加强巡视，每班观察注射部位有无红、肿等异常状况。

【处理措施】

1. 发现感染倾向，及时更换输注管路及注射部位，必要时更换不同种类的皮下软管。

2. 严格控制血糖。

3. 局部皮肤瘙痒者，交代患者勿抓、挠，外涂0.5%聚维酮碘

4. 局部皮肤红、肿、热、痛，可用庆大霉素加胰岛素湿敷。

5. 注射部位发生溃烂、破损，则按外科换药处理。

二、意外高血糖

【临床表现】

出现不能解释的血糖值升高，全身乏力、口渴、多尿症状加重，甚至出现恶心、呕吐、腹部不适等糖尿病酮症症状。

【预防措施】

1. 严格遵守给药剂量、时间、方法，严格执行技术操作规程。

2. 对使用胰岛素泵的患者多次反复进行有关糖尿病知识、胰岛素注射有关知识的宣教，直到患者掌握为止。

3. 加强巡视，及时发现并处理胰岛素泵故障、泵管脱落、输注装置阻塞或泄漏、泵程序设定不正确、泵内胰岛素用尽等情况。

4. 加强血糖监测 使用胰岛素泵治疗的早期，常规检测空腹、三餐前后、睡前及凌晨至少9次血糖。血糖平稳后改为每天监测2～4次。

【处理措施】

1. 及时测定血糖，恢复泵正常工作状态，遵医嘱根据血糖值给予胰岛素追加量。

2. 分析产生高血糖的原因，尽可能避免再次发生高血糖的因素。

（杨玲凤）

第三十一章
快速血糖监测技术操作并发症的预防及处理

快速血糖监测是通过直接了解机体实际的血糖水平，帮助判断病情，反映饮食控制、运动治疗和药物治疗的效果，从而指导治疗方案调整的一门科学技术。适用于需要快速测定血糖的患者。快速血糖监测可能发生的并发症包括：采血部位疼痛、出血、感染等。

一、疼痛

【临床表现】

采血部位疼痛，呈刺痛。

【预防措施】

1. 采血前告知患者并进行心理护理，消除紧张心理，取得患者的配合。
2. 采血在皮肤消毒剂干燥后进行。
3. 将采血针紧靠手指侧面采血，切勿在指尖或指腹采血。
4. 调节好采血针头刺入的深度。

【处理措施】

1. 评估疼痛，合理运用缓解或解除疼痛的方法。
2. 适当地运用心理护理的方法，如分散注意力等。

二、出血

【临床表现】

采血后少量血液自针刺部位流出。

【预防措施】

1. 选择采血部位并合理轮换采血部位。

2. 采血完毕后，局部按压1～2分钟。凝血机制障碍者，适当延长按压时间。

【处理措施】

1. 评估手指皮肤情况，选择合适部位。
2. 评估患者的凝血功能，功能障碍者延长按压手指时间。
3. 采用合理的采血方法，避免用力挤血和按摩。

三、感染

【临床表现】

采血部位红、肿、热、痛，局部压痛明显。

【预防措施】

1. 血糖测定人员必须接受专业培训。
2. 采血前有效洗手，有效皮肤消毒。
3. 针头一人一用一废弃。
4. 采血部位避免太靠近指甲，以免增加感染的危险。

【处理措施】

1. 针刺局部感染，可外涂0.5%聚维酮碘溶液。必要时局部采用物理疗法，促进感染部位愈合。
2. 感染严重者，控制感染，必要时遵医嘱使用抗菌药物。

（张孟喜）

第三十二章
新生儿护理技术操作并发症的预防及处理

第一节 早产儿暖箱使用技术操作并发症的预防及处理

早产儿暖箱用于维持高危儿最适宜的温度和湿度,保持体温恒定,促进生长发育;也用于寒冷损伤综合征患儿及体温不升患儿的复温。由于暖箱内温度及湿度特别适宜细菌生长繁殖,如果消毒隔离措施不到位,很容易导致暖箱内患儿出现院内交叉感染等并发症。由于早产儿体温调节功能极差,工作人员未遵守操作规程或暖箱温湿度调节不好时,也容易导致患儿发热、体温过低、脱水等并发症。

一、发热

【临床表现】

患儿体温增高,肛温大于37.8℃。

【预防措施】

1. 根据患儿体重、胎龄及出生日龄调节箱内温度。
2. 检查暖箱性能,及时发现并排除暖箱故障。
3. 暖箱应放置在23~26℃室温中,避免放置在阳光直射、有对流风或取暖设备附近。

【处理措施】

1. 根据体温调节箱温 在患儿体温未升至正常之前,应每小时测体温1次,升至正常后,应每2小时测体温1次,保持体温在36~37℃之间,并做好记录。
2. 严密观察病情 注意有无继发感染等病情变化征象,如患儿一般情况差、吃奶减少、面色苍白或发绀等改变。建议医师进一步做好有关感染指标检测的处理。

二、体温过低

【临床表现】

患儿体温降低，低于36℃。

【预防措施】

1. 给患儿穿单衣入暖箱。

2. 尽可能集中在箱内进行护理操作，如喂奶、换尿片、清洗皮肤、观察病情及检查等，避免频繁开箱门，以致箱内外温差对体温的影响。

3. 如确因工作需要暂出温箱进行检查，也应注意在保暖措施下进行，避免患儿受凉。

【处理措施】

1. 暂时提高箱温0.5～1℃，1小时后复测体温，恢复正常后将箱温调节至原来水平。

2. 严密观察患儿病情，排除患儿病情变化的可能，若患儿出现精神反应较前差、吃奶减少、面色苍白或发绀、尿量减少、腹胀、皮肤花纹等异常，应高度怀疑继发感染等病情变化，立即报告医师，并做好相应处理。

三、脱水

【临床表现】

患儿皮肤干燥、体重减轻、体重不增或增长不理想。

【预防措施】

1. 根据患儿体重、胎龄及出生日龄调节箱内温度及湿度。出生体重越低，胎龄越小所需温度、湿度越高，一般情况下，箱内湿度应维持在55%～65%。箱内温度过高，湿度过低时，患儿出汗增多，容易造成患儿脱水。

2. 水箱内及时添加无菌湿化用水。

【处理措施】

1. 设置适宜患儿的箱内温度及湿度。

2. 根据医嘱及时补充水分。

四、继发感染

【临床表现】

患儿经住院治疗，病情稳定，情况好转，在暖箱内体温维持正常一段时间后，突然出现发热或体温过低、同时伴有精神反应差、吃奶减少、呕吐、腹胀、面色苍白或发绀、尿量减少、皮肤花纹等异常，应高度怀疑继发感染。

【预防措施】

1. 工作人员箱内操作、检查、接触患儿前，必须洗手，防止交叉感染。

2. 保持温箱的清洁。

（1）湿化器水箱每天用消毒液浸泡消毒后更换新鲜无菌湿化用水，以免细菌滋生，机箱下面的空气净化垫每月清洁1次，如已破损则应更换。

（2）温箱使用期间每天用消毒液擦拭温箱内外，然后用清水再擦拭一遍。

（3）长期睡温箱患儿每周更换温箱1次，患儿出温箱或更换温箱时，将温箱彻底消毒1次，取出水箱，用消毒液浸泡，灭菌用水冲净，温箱内外用消毒液擦拭，再用暖箱专用消毒机消毒。

（4）定期对水箱及暖箱玻璃罩内外进行细菌培养，以检查清洁消毒的质量。如培养出致病菌，应将温箱移出病房彻底消毒，防止交叉感染。

【处理措施】

1. 将患儿更换清洁暖箱或根据病情将患儿移至辐射抢救台保温。

2. 将患儿使用过的暖箱进行彻底、严格的消毒。

3. 严密观察病情变化，防止感染性休克等并发症的发生。

4. 根据医嘱做好抗感染相应对症支持处理。

第二节　新生儿外周双通道同步换血技术操作并发症的预防及处理

新生儿外周双通道同步换血技术是以外来血液置换自身血液的一种方法。其操作的目的是置换出患儿部分血中游离抗体和致敏红细胞，减轻溶血；去除血中的胆红素，防止发生胆红素脑病；纠正溶血导致的贫血，防止缺氧及心功能不全。由于换血疗法是一种侵入性操作，受操作者的技术水平、患儿全身状况及供血质量等的影响，常可发生一些并发症，如穿刺失败、穿刺部位出血、血肿、动脉痉挛、血栓形成、低体温、疾病传播、移植物抗宿主反应、感染、溶血反应、心力衰竭、空气栓塞、电解质紊乱等，其中穿刺部位出血、血肿、动脉痉挛、血栓形成参见第二章第二节动脉穿刺采血操作并发症的预防及处理；低体温、疾病传播、移植物抗宿主反应等与输血法操作并发症基本相同，在此不予重复叙述。对于其他并发症本节予以详细叙述。

一、感染

【临床表现】

1. 周围静脉局部表现　穿刺部位红、肿、热、痛等炎症表现。

2. 全身表现　寒战、高热、脉速、呼吸急促、头痛、烦躁不安等。

3. 脐静脉局部表现　脐静脉局部皮肤及皮下组织发红、发硬，并发脐炎，轻者脐轮与脐周皮肤轻度红肿，可伴少量脓性分泌物；重者脐部及脐周明显红肿发硬，脓性分泌物较多，常有臭味。

4. 实验室检查，白细胞计数明显增高、核左移，血培养阳性。

【预防措施】

1. 换血过程中严格遵守无菌操作原则，换血宜在专门设置的换血操作室或层流房间进行，调节室内温度维持在24～26℃，定期行空气消毒。

2. 采用密闭式一次性医用塑料输血管和输液管。

3. 换血过程中，经常巡视，观察患儿情况及输血、输液管道有无松脱等。

4. 库存血复温如放于室温下，勿超过4小时。

5. 可采用全自动外周动静脉同步换血疗法、血细胞分离机换血疗法等替代手工抽推血液换血，以减少污染机会。

6. 妥善保护脐静脉穿刺口，换血后脐带包以无菌纱布，倒上消毒过的1：5000呋喃西林溶液保持湿润。如纱布被污染，立即予以更换。

7. 密切监测患儿体温的变化，体温是监测感染是否发生的重要指征。

【处理措施】

1. 发生脐炎或脐静脉炎者，脐周无扩散者局部用2%碘酒及70%乙醇清洗，每天2～3次，也可用新霉素软膏外涂。

2. 有明显脓液、脐周有扩散或有全身症状者，除局部消毒处理外，可根据涂片结果选用适当抗菌药物治疗。

3. 以后结合临床疗效及药敏试验再决定如何用药。

二、溶血反应

【临床表现】

1. 黄疸加深、贫血、血红蛋白尿，同时伴有寒战、高热、呼吸急促和血压下降等症状。

2. 严重者，由于大量血红蛋白从血浆中进入肾小管，遇酸性物质变成结晶体，致使肾小管阻塞；又因为血红蛋白的分解产物使肾小管内皮缺血、缺氧而坏死脱落，也可导致肾小管阻塞，患儿出现少尿、无尿等急性肾衰竭症状，可迅速死亡。

【预防措施】

1. 认真做好血型鉴定和交叉配血试验，输注同型新鲜血，超过3天的库存血不能作为置换血。尤其是严重感染及DIC患儿，强调使用24小时内的新鲜同型血。

2. 加强工作责任心，严格核对患儿和供血者姓名、血袋号和配血报告有无错误。

3. 采血时要轻拿轻放，运送血液时不要剧烈震荡；置换血复温不能超过37℃，以免溶血。严格执行血液保存规则，不可采用变质血液。

4. 输血应用专用输血泵或输液泵。

【处理措施】

1. 一旦怀疑有溶血反应发生，立即停止输血，维持静脉通路，及时报告医生。抽取血袋中血液做细菌学检验，以排除细菌污染反应。

2. 其他处理措施见静脉输血法操作并发症中溶血反应的预防及处理。

三、心力衰竭

【临床表现】

患儿出现呼吸困难、气促、发绀、面色苍白、皮肤发凉、咳嗽、心率＞180次/分、短期肝脏进行性肿大，听诊肺部出现湿性啰音。

【预防措施】

1. 换血同时持续输液者，注意调节输液速度，速度不宜过快，液量不宜过多。

2. 换血过程中，严格掌握血流注入及排出速度，注意监测患儿静脉压的变化，经常巡视，避免体位或肢体改变而加快或减慢滴速。一旦换血开始，每隔10分钟由专人报告1次出量、入量、各自累积量以及血压等，并做好记录，根据情况调整换血程序，调节输液泵输血速度，使出、入量趋于一致，并监测血压，使其保持在正常范围。

【处理措施】

1. 发生心力衰竭患儿，立即减慢或停止输血或输液，加快排血速度，在病情允许情况下取半坐卧位。

2. 如发生急性肺水肿，给予高浓度吸氧，用50%～70%乙醇湿化氧气，乙醇能减低泡沫表面张力，从而改善肺部气体交换，缓解缺氧症状。

3. 酌情给予强心、利尿剂。

四、空气栓塞

【临床表现】

患儿突发呼吸困难、严重发绀，听诊心脏有杂音。如空气量少，到达毛细血管时发生堵塞，损害较小。如空气量大，则在右心室内将阻塞肺动脉入口，引起严重缺氧而立即死亡。

【预防措施】

1. 输血前注意检查输血管各连接处是否连接紧密、有无松脱。穿刺前排尽输血管及针头内空气。

2. 换血过程中应有专人守护，严密观察输血速度及量，及时更换，输血完成后及时拔针。

【处理措施】

1. 已发生空气栓塞者，立即将患儿置于左侧卧位和头低足高位，给予高流量氧气吸入，提高患儿的血氧浓度，纠正缺氧状态；有条件者可通过中心静脉导管抽出空气。

2. 换血过程中，严密观察患儿病情变化，如有异常变化及时对症处理。

五、电解质紊乱

【临床表现】

1. 高钾血症　主要是神经肌肉和心脏症状：神经肌肉兴奋性降低，精神委靡、嗜睡、躯干和四肢肌肉无力，腱反射减弱或消失，严重者呈弛缓性瘫痪。心脏收缩无力，心音减弱，早期血压偏高，晚期血压降低。严重者可发生室速、室扑或室颤，最后心室静止。高钾可致乙酰胆碱释放，引起恶心、呕吐、腹痛。心电图T波高尖，底部较窄，呈帐篷样，振幅亦可正常，血清钾浓度＞5.5mmol/L。

2. 代谢性酸中毒　呼吸深长症状不明显，常有精神委靡、面色灰暗及口唇、口腔黏膜樱桃红。化验血pH偏低，血HCO_3低。

3. 低血糖症　常无明显症状，轻度主要表现为反应差，重度表现为惊厥。化验血糖值低于3.9mmol/L。

4. 高血糖症　无症状或无特异性症状，表现为反应差或烦躁、肌张力低、惊厥、呼吸暂停等。

5. 低钙血症　症状轻重不同。主要是神经、肌肉的兴奋性增高，表现为惊跳、手足搐搦、震颤、惊厥等。新生儿抽搐发生时常伴有不同程度的呼吸改变、心率增快和发绀或因胃肠平滑肌痉挛引起严重呕吐、便血等胃肠症状。最严重的表现是喉痉挛和呼吸暂停。心电图示Q-T间期延长（足月儿 > 0.19秒，早产儿 > 0.20秒）。尿Sulkowitch试验阴性，血清钙浓度 < 2.25mmol/L。

【预防措施】

1. 选用新鲜血进行置换，最好采用24小时内新鲜血。尽可能不用库存血，如采用库存血亦不应超过3天；如用于早产儿不超过2天。

2. 用枸橼酸钠作为抗凝剂的换血过程中，注意观察患儿有无低钙血症的征象，如哭吵不安、抽搐等。每换100ml血液后，静脉注射10%葡萄糖酸钙注射液1ml（加10%葡萄糖注射液1ml稀释）。

3. 严密监测血糖变化。换血前后各采血标本1次；每换100ml血液后监测血糖1次。

【处理措施】

1. 轻症　当血清钾为5.5 ~ 6.5mmol/L且ECG正常时，停用含钾药物，可用离子交换树脂保留灌肠或用排钾利尿剂促进排钾。当血清钾 > 6.5mmol/L时，需迅速采取以下措施：①10%葡萄糖酸钙注射液0.5 ~ 1ml/kg缓慢静脉注射，可迅速拮抗对心脏的毒性作用，如ECG无改善，可在5分钟后重复应用。②20%葡萄糖注射液10ml/kg加胰岛素0.5U，于30分钟内静脉滴注。③5%碳酸氢钠溶液3 ~ 5ml/kg（2 ~ 3mmol/kg），缓慢静脉注射，可使钾由细胞外移入细胞内而降低血清钾。必要时重复使用。

2. 轻度代谢性酸中毒以补液为主；较重的代谢性酸中毒予以补充碱性药物，把计算用量稀释1倍或成等张液静脉内滴注30 ~ 60分钟以上。由于新生儿代谢性酸中毒主要是高乳酸血症，故不宜使用乳酸钠。

3. 如已发生低血糖，立即静脉注射25%葡萄糖溶液2 ~ 4ml/kg（低体重早产儿可用10%葡萄糖溶液2ml/kg），速度为1ml/min，以维持正常血糖水平。

4. 出现高血糖者，应立即减少葡萄糖输入量及速度，严重者可考虑用胰岛素输注。

5. 出现低血钙者，减慢换血速度，静脉补充钙剂，可用10%葡萄糖酸钙注射液每次2ml/kg，以5%葡萄糖溶液稀释一倍缓慢静脉注射（1ml/min）。在注射钙过程中，注意心率保持在80次/分以上。

第三节　光照治疗技术操作并发症的预防及处理

光照治疗技术是通过荧光照射使血中的间接胆红素经光氧化分解为水溶性胆红素，从而随胆汁、尿液排出体外，最终达到治疗各种原因引起的新生儿高胆红素血症的一种操作技术。光照治疗可能发生的并发症包括：发热、腹泻、皮疹、维生素B_2缺乏与溶血、青铜症、低钙血症、贫血、体温过低、呕吐、皮肤破损、眼和外生殖器损伤等。

一、发热

【临床表现】

为最常见的现象之一，体温常达38～39℃，有时达39℃以上，出汗、烦躁、哭闹、周身皮肤潮红、尿少，极少引起惊厥。

【预防措施】

1. 调整灯管与小儿的距离，上方灯管与玻璃板之间距离以40cm左右为宜。在双面光疗中下方灯管与玻璃板之间距离可以缩短到20～25cm。

2. 光疗时室温保持在22～24℃；保持箱温在30～33℃，并每小时记录箱温1次。

3. 应用冷光源自动调节婴儿蓝光箱温度，患儿体温波动小，可大大减少箱内外温差过大而引起的发热。

4. 光疗时每小时测体温、呼吸1次，患儿体温维持在36.5～37.5℃，光疗结束后每4小时测体温1次，连续观察2天。

【处理措施】

1. 体温过高时，患儿有发热，可拉开光疗箱侧窗散热降温。

2. 超过38℃给予降温处理，以物理降温为主。当体温超过39℃时，可用温水浴或温水擦浴，水温宜33～35℃，擦浴部位为前额、四肢、腹股沟及腋下，忌用乙醇擦浴。各种退热药在新生儿期易产生毒性作用，或药物剂量稍大，引起虚脱，在新生儿期应慎用。

二、腹泻

【临床表现】

大便稀薄呈绿色，每天约4～5次，最早于光疗3～4小时即可出现。

【预防措施】

注意补充水分，除保证输液量外，每小时给患儿喂水或母乳10~20ml，尽量减少患儿水分丢失。

【处理措施】

1. 注意患儿皮肤护理，新生儿皮肤柔嫩，大小便刺激皮肤易引起红臀，因此要及时更换尿布，清洗后再涂上护臀软膏或油保护，预防红臀出现。

2. 记录24小时出入量，每天测体重1次。

3. 一般情况下，轻症可不予处理，停止光疗后腹泻很快停止；重症可改去乳糖奶方。

三、皮疹

【临床表现】

光疗1~2小时后即可出现，表现为斑丘疹、色素沉着或瘀点，分布于面部，躯干及下肢，持续数小时，消失后可再度出现。

【预防措施】

光疗前先洗澡，清洁皮肤，减少感染机会。光疗结束后再次进行全身沐浴或擦身。

【处理措施】

1. 可用炉甘石樟脑洗剂外涂皮疹处。

2. 轻者停止光疗后皮疹很快消退，一般不需特殊处理。

3. 因光疗可致血小板减少，应检测血小板，以排除血小板减少症。

四、维生素B_2缺乏与溶血

【临床表现】

维生素B_2缺乏主要表现为口角炎：口角部湿润、发白、糜烂、表皮剥脱、形成溃疡，唇炎，舌炎，增生性结膜炎，畏光、流泪、烧灼感或痒感，脂溢性皮炎。溶血主要表现为光疗黄疸反跳明显，贫血加重，或出现血红蛋白尿。

【预防措施】

光疗同时和光疗后短期补充维生素B_2可防止继发于红细胞谷胱甘肽还原酶（GR）活性降低所致的溶血。剂量为光疗时维生素B_2 5mg，每天3次口服，直到光疗结束，改为每天1次，连服3日。

【处理措施】

1. 已发生维生素B_2缺乏时，可肌内注射维生素B_2每天5～10mg，同时给予复合维生素B片剂。

2. 出现溶血者，根据病情程度进行处理，程度较轻者，动态观察血红蛋白的变化；贫血较重，有输血指征时应予以输血治疗。

五、青铜症

【临床表现】

患儿皮肤呈青铜色，血及尿呈暗灰棕色。

【预防措施】

1. 重度黄疸患儿，如血胆红素＞427.5μmol/L，往往发生胆汁淤积。在光疗前必须检测结合胆红素，如＞68.4μmol/L，可引起青铜症，不能继续光疗。

2. 在光疗过程中，加强巡视，注意患儿全身情况。

【处理措施】

一旦发现有皮肤青紫者，及时停止光疗，并做好记录。青铜症一般不需作特殊处理，停止光疗后，可以逐渐消退，但消退需要时间较长。

六、低钙血症

【临床表现】

一般无临床症状，严重者可以引起呼吸暂停、抽搐、发绀甚至危及生命。

【预防措施】

光疗期间注意监测血清钙离子浓度。

【处理措施】

1. 出现低钙血症，立即停止光疗，一般可恢复。
2. 低钙严重者，口服或静脉补充钙剂。

七、贫血

【临床表现】

皮肤黏膜苍白，黄疸反跳等。

【预防措施】

观察贫血的程度，监测血红蛋白浓度，及时停止光疗。

【处理措施】

1. 轻症不需特殊处理。
2. 贫血严重者，予以输血。

八、体温过低

【临床表现】

反应减弱，吞咽动作不协调，喂奶时易发生呕吐、误吸，呼吸、心率变慢，肢端皮肤凉，易合并各种感染等。

【预防措施】

1. 光疗时每小时记录体温、呼吸，同时记录箱温，应设置箱温为30～33℃，患儿体温维持在36.5～37.5℃，光疗结束后每4小时测体温1次，连续观察2天。

2. 在寒冷的季节，应提高室温以提高箱温。

3. 应用毯式黄疸光疗仪进行光疗，将光垫紧贴患儿背部或胸部，主机置于温箱外，由此既能使患儿生活在适宜的环境中，又能进行黄疸治疗。

【处理措施】

1. 在已采取预防体温过低措施的情况下，患儿体温仍过低，通知医生，停止光疗。

2. 逐渐复温　方法是先将患儿放入26～28℃暖箱中，每小时提高箱温1℃，直至30～33℃，通常在12～24小时内体温恢复正常。在复温过程中注意补充能量，限制液体入量，纠正酸中毒和微循环障碍以及用抗菌药物防治感染。

九、呕吐

【临床表现】

患儿呕吐为非喷射状，呕吐物为奶水或乳块等。

【预防措施】

对于烦躁不安患儿，遵医嘱予以镇静剂，如苯巴比妥。

【处理措施】

1. 把患儿头偏向一侧，清除口、鼻腔内乳汁，注意呕吐情况，防止误吸造成窒息。

2. 照射期间患儿呕吐，应通知医生，及时静脉补液，以防脱水。

十、皮肤破损

【临床表现】

患儿脸部及前胸皮肤划伤、外踝皮肤擦伤、双大腿前侧及骶尾部皮肤擦伤、红臀等。

【预防措施】

1. 光疗前剪短指甲，包裹患儿手足，防止抓破皮肤。包裹时不宜太紧，以免影响循环。暴露足趾，便于观察趾端循环。

2. 及时更换尿垫。清洗后臀部再涂上护臀软膏保护，预防红臀出现。

【处理措施】

1. 已发生皮肤破损者 伤处可外涂0.5%聚维酮碘溶液消毒，然后用无菌纱布包扎。

2. 出现红臀者 勤换尿布，勤清洗，局部外涂护臀软膏或油并可进行紫外线冷光治疗。

3. 对于营养不良出现低蛋白血症者 可静脉输注白蛋白或血浆。

十一、眼和外生殖器损伤

【临床表现】

眼损伤主要表现为：球结膜充血、角膜溃疡、视网膜损伤等；生殖器损伤主要表现为：破坏生殖细胞等。

【预防措施】

1. 光疗时必须用黑眼镜（或黑纸、黑布）保护新生儿眼睛，并用尿布遮住会阴部。

2. 光疗期间仔细检查患儿眼睛及外生殖器遮挡情况，防止光疗过程中患儿哭吵、烦躁不安等情况导致眼罩脱落。

【处理措施】

1. 一旦出现损伤，立即停止光疗。

2. 发生眼损伤者，进行对症处理，局部应用滴眼液。

（吴丽元）

第三十三章
自然分娩接生技术操作并发症的预防及处理

分娩是妊娠的终止，是母亲和胎儿共同完成的一个十分重要的过程。自然分娩接生技术必须在严格会阴消毒下，助产士按无菌操作常规洗手、戴手套、穿手术衣、铺好消毒巾，按照分娩机制协助胎儿安全娩出，同时正确保护会阴，预防会阴撕裂。分娩虽是一个正常的生理过程，但许多危险会伴随其中。可能发生的并发症包括：产后出血、羊水栓塞、子宫破裂、新生儿窒息、新生儿产伤、会阴Ⅲ度裂伤、阴道壁血肿、切口感染等。

一、产后出血

【临床表现】

可因子宫收缩乏力、软产道裂伤、胎盘因素（胎盘剥离缓慢或未剥离或剥离不全）、凝血功能障碍等引起。

1. 阴道流血增多，流出的血液颜色呈暗红或鲜红，有血块或出现凝血功能障碍，血不凝，不易止血。

2. 失血性休克表现，如面色苍白、心慌、出冷汗、头晕、脉细弱及血压下降。

3. 腹部检查，可有子宫轮廓不清、松软如袋状、宫底升高，按摩子宫时阴道有大量流血。

【预防措施】

1. 分娩前了解产妇的孕产史及病史，如孕产次，是否有流产、死胎史及产后出血史；是否患有出血性疾病、重症肝炎、子宫肌瘤、妊娠高血压疾病、前置胎盘、胎盘早剥、多胎妊娠、羊水过多等合并症；待产过程中有无精神过度紧张、过度使用镇静药、麻醉药、宫缩抑制药等。

2. 第一产程密切观察产程进展，正确处理产程，避免产程延长。保证产妇基本需要，避免产妇衰竭状态，合理使用镇静药。

3. 第二产程认真保护会阴，正确掌握会阴切开的指征和时机。阴道手术应轻柔规范，正确指导产妇使用腹压，避免胎儿过快娩出，造成软产道损伤。胎头娩出后遵医嘱注射催产素。

4. 第三产程不宜过早牵拉脐带，宜在胎儿娩出15分钟后。若有流血应立即查明原因，及时处理。胎盘娩出后仔细检查胎盘、胎膜是否完整，检查软产道有无损伤及血肿。

5. 产妇产后应在产房留观2小时，密切观察其生命体征、子宫收缩、会阴伤口及膀胱充盈情况，准确收集和测量产后出血量，定时按压宫底。

【处理措施】

1. 严密观察子宫收缩及膀胱充盈情况，寻找出血原因，尿潴留者给予导尿。

2. 立即建立有效的静脉通路，做好输血前的准备工作，加快输液速度。遵医嘱应用止血药、宫缩药或输血。

3. 产后宫缩乏力者，立即按摩子宫促进子宫收缩；胎肩娩出后立即使用宫缩药，常用缩宫素10U加入5%葡萄糖注射液500ml中静脉滴注；还可使用前列腺素类药物地诺前列素500～100μg肌内注射或子宫体注射，米索前列醇200μg舌下含化，卡前列甲酯1mg经阴道或直肠给药等。

4. 如系胎盘因素导致的出血，应行人工剥离胎盘或宫腔探查清除残留的胎盘碎片和血块；若剥离困难疑有植入性胎盘可能者，应及时做好子宫切除的手术准备。

5. 软产道损伤所致出血　应行彻底止血，并按解剖层次缝合伤口，不留死腔。

6. 凝血功能障碍所致出血　应针对不同病因和疾病种类进行治疗。尽快输新鲜全血，补充血小板、纤维蛋白原或凝血酶原复合物、凝血因子。

7. 大出血者应特别注意预防感染，给予抗菌药物。

8. 休克者按休克护理措施进行相应护理。

二、羊水栓塞

【临床表现】

一般发生在分娩中第一产程末或第二产程宫缩较强时，也可发生在胎儿娩出后短时间内。

1. 产妇突然发生烦躁不安、恶心、呕吐、呼吸急促等先兆症状，继而出现呛咳、呼吸困难、发绀、抽搐、昏迷甚至呼吸和心搏骤停。更严重者可没有先兆症状，产妇仅出现一声窒息样惊叫或打一次哈欠，即进入昏迷状态，血压即刻下降或消失。

2. 可出现出血不凝和身体其他部位如皮肤、黏膜、胃肠道或肾出血。

3. 听诊肺部有湿啰音，心率快而弱，阴道流血持续不止、不凝，并有休克体征。常伴有少尿、无尿及尿毒症体征。

【预防措施】

1. 催产素引产或催产素加强宫缩时专人守护。随时调整催产素剂量与速度。

2. 宫缩过强时，应及时报告医生。

3. 人工破膜时应避开宫缩。在胎死宫内和强烈宫缩时，破膜应予推迟。人工破膜时不兼行胎膜剥离。因为剥离胎膜时，宫颈管内口或子宫下段由于分离胎膜而损伤血管，当破膜后羊水直接与受损的小静脉接触，在宫缩增强情况下易使羊水进入母血循环。

【处理措施】

1. 立即成立抢救小组进行抢救，重点针对过敏和急性肺动脉高压所致的低氧血症以及呼吸循环功能衰竭，预防DIC及肾衰竭。

2. 保持呼吸道通畅，进行面罩给氧。建立2条有效的输液通路。立即采血准备各项实验室检查标本，留置导尿，记录24小时出入量。

3. 缓解肺动脉高压，改善肺血流灌注。盐酸罂粟碱为首选药物。

4. 应用地塞米松静脉滴注抗过敏。

5. 补充血容量，适当应用升压药积极抗休克。

6. 纠正酸中毒，检查电解质和血气分析，如有酸中毒给予5%碳酸氢钠溶液250ml静脉滴注。

7. 积极防治DIC，遵医嘱给予肝素钠，输新鲜血或血浆、纤维蛋白原。

8. 预防肾衰竭，遵医嘱给予呋塞米静脉滴注。保持外阴清洁，用苯扎溴铵（新洁尔灭）进行会阴消毒，每天2次。给予肾毒性较小的抗菌药物预防感染。

三、子宫破裂

【临床表现】

1. 先兆子宫破裂

（1）产妇烦躁不安，心率、呼吸加快，下腹疼痛难忍，子宫下段压痛明显。

（2）出现排尿困难或血尿。

（3）子宫呈强直性或痉挛性收缩；子宫体及下段之间可出现病理缩复环，且此凹陷随产程进展逐渐上升达脐平。

（4）胎动频繁，胎心加快或减慢，出现胎儿窘迫征象。

2. 子宫破裂

（1）完全性子宫破裂：宫壁全层破裂，使宫腔与腹腔相遇。产妇突感下腹撕裂样剧痛，强烈的宫缩突然停止，疼痛暂时缓解，但因血液、羊水、胎儿进入腹腔，很快又感全腹疼痛。产妇很快出现呼吸急促、脉搏细数、血压下降等休克现象，腹部检查全腹压痛及反跳痛，腹壁下清楚扪及胎体，缩小的子宫位于胎儿侧方，胎心消失。阴道可有鲜血流出，曾扩张的宫口可回缩，拨露或下降中的胎先露消失。

（2）不完全性子宫破裂：指子宫肌层全部或部分破裂，浆膜层未穿破，宫腔与腹腔不相通。胎儿尚在宫腔内。腹部检查，在子宫不完全破裂处有压痛，宫体一侧可触及逐渐增大且有压痛的包块。胎心音多不规则。

【预防措施】

1. 密切观察产程进展，观察宫缩频率及强度，及时发现导致难产的诱因，注意胎儿心率及产妇生命体征的变化，及时识别异常，报告医生。

2. 严格掌握缩宫素、前列腺素等子宫收缩剂的使用指征和方法，避免滥用。使用催产素时应专人守护，严格控制催产素剂量与速度，禁止在胎儿娩出前肌内注射催产素。

3. 避免不适当的人工加压子宫底。

4. 正确掌握产科手术助产的指征、技术，避免手术操作不当造成的损伤。

【处理措施】

1. 先兆子宫破裂的处理

（1）产妇出现宫缩过强、下腹部压痛或腹部出现病理性缩复环者，应立即报告医生或停止使用缩宫素。

（2）立即给以抑制宫缩的药物：肌内注射哌替啶100mg或静脉全身麻醉。

（3）测量产妇生命体征，给予吸氧，立即禁食、禁饮，做好剖宫产术前准备及输液输血准备。

2. 子宫破裂的处理

（1）迅速给予输液、输血，及时补足血容量。在抢救休克同时，迅速做好术前准备。

（2）补充电解质及碱性药物，纠正酸中毒。

（3）保暖、面罩给氧，术中、术后应用大剂量抗菌药物以防感染。

（4）严密观察并记录生命体征、出入水量；急查血红蛋白以评估失血量并指导治疗护理方案。

（5）协助医生行剖腹探查修补或子宫切除术。

四、新生儿窒息

【临床表现】

1. 新生儿青紫窒息　根据出生后1分钟Apgar评分4～7分。新生儿面部与全身皮肤呈青紫色；呼吸表浅或不规律；心跳规则且有力，心率减慢（80～120次/分）；对外界刺激有反应；喉反射存在；肌张力好，四肢稍屈。如果抢救不及时，可转为重度窒息。

2. 新生儿重度窒息　也称苍白窒息，Apgar评分0～3分。新生儿皮肤苍白，口唇暗紫；无呼吸或仅有喘息样微弱呼吸；心跳不规则，心率＜80次/分、较弱；对外界刺激无反应，喉反射消失；肌张力松弛。如果抢救不及时可致死亡。

【预防措施】

1. 产时严密观察产程，密切观察胎心，加强胎儿监护，避免宫内缺氧，发现异常及时报告医生。

2. 用药要考虑对胎儿的影响，如分娩前4小时内不应使用哌替啶，分娩前2小时内不应使用地西泮等镇静药物。

3. 第二产程常规吸氧、行胎心监护。

4. 产后及时拭净新生儿鼻腔、口腔、咽部的黏液和羊水，以免吸入呼吸道。

5. 估计胎儿出生后可能发生新生儿窒息者，分娩前应做好新生儿复苏准备，包括人员、氧气装置、保暖设备、吸引器、气管插管、急救药品及器械等。

【处理措施】

1. 按窒息复苏流程ABCDE步骤进行：

（1）最初步骤（A步骤）：保持体温；通过轻度仰伸颈部摆正体位；清理呼吸道（先口腔后鼻腔）；擦干全身，挪走湿毛巾；给予触觉刺激，重新摆正体位。

（2）正压人工呼吸（B步骤）：如果新生儿无呼吸或喘息样呼吸，心率＜100次/分，和（或）常压给氧后中心性发绀不缓解，应给予正压人工呼吸。

（3）胸外心脏按压（C步骤）：30秒有效人工呼吸后，如心率仍持续＜60

次/分，应开始胸外心脏按压。

（4）药物使用（D步骤）：在有效的30秒正压人工呼吸及30秒胸外心脏按压配合正压人工呼吸后，心率仍＜60次/分，应给予肾上腺素治疗。

（5）气管插管。

2. 复苏后仍应密切观察，加强护理。

（1）继续保暖。

（2）保持呼吸道通畅，随时吸出呼吸道分泌物，保持侧卧位，以防呕吐物吸入呼吸道，再度引起窒息或并发肺炎。

（3）密切观察新生儿：①面色、哭声、呼吸、心率、血氧饱和度、血压；②神志、瞳孔、前囟张力、肌张力、有无抽搐等，如有异常及时通知医生。

（4）继续给氧。

五、新生儿产伤

【临床表现】

锁骨骨折是产伤最常见的一种。多发生于巨大儿胎肩娩出困难或臀牵引术牵拉肩部时用力过猛者，自然分娩时偶也可发生。锁骨骨折多发生在中外1/3交界处。其表现为患侧肩部活动受限，局部可有肿胀和压痛，可扪及骨摩擦感，拥抱反射减弱或消失，如为青枝骨折则易漏诊，至骨折愈合、局部骨痂隆起时才被发现。

【预防措施】

1. 认真产前检查，结合B超提示，正确估计胎儿体重，及时筛查巨大儿。尤其是对糖尿病合并妊娠、身材高大、过期产、曾分娩过巨大儿的孕妇，阴道分娩时应警惕肩难产发生。

2. 熟练掌握助产技术，熟悉头先露的分娩机制，掌握正确娩肩技巧。掌握臀位助产指征、技巧，接产过程中用力适度，切忌暴力牵引。

3. 正确处理肩难产，当发生肩难产时立即采取屈大腿法，令产妇双手抱大腿或抱膝尽力屈曲大腿，使双大腿紧贴腹壁，以减少腰骶段脊柱的弯曲度，缩小骨盆倾斜度，升高耻骨联合以增大出口平面，有助于嵌顿耻骨后的前肩自然松解，此法简单有效。

【处理措施】

1. 避免压迫患处或牵动患肢，保持好固定位置，以免移位。指导产妇注意避免患儿患侧肢体受压，避免患儿患侧肢体过度外展、前屈、后伸及上举，不能从腋下将其抱起。

2. 日常护理时减少患肢移动，采取有利于减少患肢移动的体位喂奶，如指导产妇采用环抱式或健侧侧卧位姿势哺乳。患儿沐浴时脱衣服先脱健侧，再脱患侧，穿衣服则先穿患侧再穿健侧，动作轻柔。必要时用温水擦浴。

3. 注意观察局部有无肿胀、压痛，患侧肢体的血液循环及活动情况，每天轻柔按摩远端肢体。

4. 在护理过程中做好解释工作，使产妇及家属了解新生儿骨折只要细心的照顾，减少患侧肢体的移动，保持功能位，预后较好，不会留下任何功能障碍等后遗症。

六、会阴Ⅲ度裂伤

【临床表现】

会阴皮肤、黏膜、会阴体、肛门括约肌部分或全部断裂，多伴有直肠壁裂伤。未修补可导致大便失禁。

【预防措施】

1. 分娩前向孕妇解释分娩时配合接生的要点及重要性，正确使用腹压。

2. 充分估计孕妇会阴的伸展性　如会阴体高、瘢痕明显及伸展性差时且胎儿过大，可选择会阴侧切。

3. 严格按分娩机制，会阴保护手法要求进行接生　胎头拨露后，会阴后联合紧张时，一手大鱼际紧贴会阴体，向上内方抬托，同时另一手轻轻下压胎头枕部，协助胎头俯屈控制胎头娩出速度，让胎头最小径线（枕下前囟径）在宫缩间歇时缓慢通过阴道口，是预防会阴裂伤的关键。

4. 保护会阴的手要向内上方托起，而非堵压。宫缩间歇期，保护会阴的手可稍放松。

5. 胎肩娩出后，保护会阴的手方可放松。

6. 严格掌握催产素的应用指征，避免宫缩过强、过频，防止胎儿过快、过猛导致会阴严重裂伤。

【处理措施】

1. 分娩后仔细检查会阴，及时发现裂伤，将组织按正常解剖层次对合缝齐，并注意避免感染，争取修补成功，以避免发生陈旧性会阴完全裂伤。

2. 留置导尿，进流质食物。

3. 遵医嘱予以抗菌药物抗感染。

4. 保持外阴清洁干燥，勤换会阴垫，每天用消毒液擦洗外阴2次，大小便后及时清洁外阴。

七、阴道壁血肿

【临床表现】

1. 会阴伤口部位胀痛。
2. 产妇有肛门坠胀感。
3. 严重时因出血可出现血压下降、脉搏细速等症状。

【预防措施】

1. 根据产妇及胎儿情况选择会阴切开方式及切口大小。
2. 严格按照缝合原则进行缝合，缝合时从切口顶端上开始缝合，逐层对齐，不留死腔。
3. 缝合完毕后常规阴道检查，肛门检查。
4. 正确使用催产素，防止因宫缩过强引起急产导致伤口裂伤。

【处理措施】

1. 会阴消毒，下阴道检查，行血肿切开清除术，彻底止血。阴道内可用带尾纱布局部加压止血。同时注意补充血容量。
2. 嘱患者全身放松、深呼吸，帮助患者分散注意力，减轻缝合时的疼痛。
3. 遵医嘱静脉滴注止血药物。

八、切口感染

【临床表现】

切口局部出现红、肿、热、痛现象，有渗液或裂开；同时伴有体温升高，脉搏增快，白细胞增加等全身反应。

【预防措施】

1. 强化无菌观念，严格落实控制院内感染的各项措施。接产时严格遵守无菌操作原则，无菌物品要检查灭菌日期或有效期。
2. 严格按照缝合原则进行缝合，缝合时从切口顶端上开始缝合，逐层对齐，不留死腔，缝合时不能穿过直肠黏膜。缝合完毕后常规消毒伤口。
3. 向产妇做好个人卫生宣教工作。

【处理措施】

1. 遵医嘱使用抗菌药物抗感染。

2. 注意观察伤口红、肿、热、痛等感染征象，可在每天外阴消毒后用50%硫酸镁溶液湿敷，并配合局部红外线照射，每天2次，每次20~30分钟，以促进伤口的愈合。

3. 嘱产妇向健侧卧位，一般为右侧卧位；保持外阴清洁干燥，勤换会阴垫，每天用消毒液擦洗外阴2次，大小便后及时清洁外阴。

（周昔红）

第三十四章
新生儿护理技术操作并发症的预防及处理

第一节 新生儿游泳技术操作并发症的预防及处理

游泳是新生儿与生俱来的无条件反射，新生儿游泳是一种以水为载体、使用特定的保护装置、特定水温的新生儿自主运动，该运动可延续母体子宫内羊水环境，全面促进新生儿心理、生理和智力的全面发育，在水中受到温觉、视觉、听觉、触觉和平衡觉的感觉信息刺激，通过感受器传导至中枢神经系统产生良好的生理效应，从而达到促进新生儿大脑发育、促进消化吸收功能、增加机体免疫力，是一种具有科学性、新颖性、实用性的新生儿早期智力开发和保健的手段。操作者必须经过专业的学习和培训，能够正确评估新生儿的一般情况、精神反应，掌握适应证与禁忌证。新生儿游泳适于0~4个月的正常新生儿及婴儿，发热、皮肤脓疱、全身湿疹者禁止游泳。新生儿游泳可能发生的并发症包括烫伤、感冒、脐部感染、溢奶、溺水、虚脱等。

一、烫伤

【临床表现】

新生儿游泳后皮肤发红、水疱、哭闹。

【预防措施】

1. 游泳前，调节好游泳缸水温至38~40℃。
2. 下水前，用水温计或手腕部测试，确保水温范围。
3. 新生儿入水时先用温水擦拭，让新生儿适应后再下水。

【处理措施】

1. 一旦出现烫伤，做好紧急处理，用冷水冲洗或局部冰敷，注意避免着凉、冻伤。

2. 如有水疱，保护水疱不让其破裂。对于较大的水疱，采用无菌操作用无菌注射器抽取水疱中的渗出液，抽后消毒保护。

3. 严重者，做好紧急处理的同时，请烧伤外科医师处理。

二、感冒

【临床表现】

鼻塞、拒食、哭闹、发热。

【预防措施】

1. 避免室温偏低，关闭门窗，调节好室温，冬天控制在26～28℃；夏天28～30℃；湿度在55%～60%，保持室内空气清新。

2. 避免水温偏低，调节好水温38～40℃。

【处理措施】

1. 轻者保温，适当增加温水口服。

2. 耐心喂养。

3. 发热者遵医嘱处理。

三、脐部感染

【临床表现】

脐部周围皮肤发红，患儿发热、哭闹。

【预防措施】

1. 新生儿护理做到一人一垫一巾一水，脐部用防水护脐敷贴保护。

2. 游泳缸用消毒液抹洗。

3. 游泳后及时消毒脐部，保持局部清洁、干燥。

【处理措施】

1. 停止游泳。

2. 加强脐部护理，用1%聚维酮碘消毒每天3次，保持脐部清洁、干燥。

3. 局部发红的皮肤用莫匹罗星涂搽。

4. 密切观察新生儿一般情况，发现异常，及时报告医师处理。

5. 发热者，遵医嘱做血培养，并请新生儿科医师处理。

四、溢奶

【临床表现】

嘴角流出奶液、轻微咳嗽。

【预防措施】

1. 新生儿游泳宜在喂奶半小时后进行，不宜过饱。因新生儿胃发育不完善，易吐奶。

2. 喂奶后抱起，轻拍背部，让胃内气体排出，以免活动后气体排出，引起溢奶。

【处理措施】

1. 停止游泳。

2. 清理口腔内和溢出的奶液。

3. 抱起轻拍背部。

五、溺水

【临床表现】

1. 游泳圈松脱离开新生儿颈部或漏气变得扁平。

2. 惊吓。

3. 呛咳、窒息。

【预防措施】

1. 选择大小适宜的游泳圈。

2. 游泳前认真检查游泳圈有无漏气。

3. 专人守护。

【处理措施】

1. 发现新生儿脱出游泳圈，迅速用双手托起，清理口鼻腔内的水。

2. 安抚新生儿，平稳情绪。

3. 有窒息者，立即复苏并呼叫医师抢救。

六、虚脱

【临床表现】

面色苍白、四肢无力、出冷汗。

【预防措施】

1. 游泳前做好充分评估，一般情况良好者方可游泳。

2. 避免饥饿状态游泳。

3. 烦躁、哭闹不安时终止游泳。

4. 游泳时间不宜过长，控制在10～15分钟内。

【处理措施】

1. 迅速停止游泳。

2. 吸氧，补充口服葡萄糖。

3. 给予保暖、休息，恢复体力，加强观察。

4. 做好一般情况评估，判断虚脱的原因，对症处理。

第二节 新生儿抚触技术操作并发症的预防及处理

新生儿抚触是通过抚触者的双手对新生儿的皮肤进行有次序的、有手法技巧的科学抚摸，让大量温和的良好刺激通过皮肤传到中枢神经系统，以产生积极的生理效应。皮肤是人体接受外界刺激的最大感觉器官，是神经系统的外在感受器。因此，早期抚触，可以在新生儿脑发育的关键期给脑细胞和神经系统以适宜的刺激，促进神经系统发育，从而促进生长及智能发育；刺激淋巴系统，增强疾病的抵抗力；改善消化系统功能，增进食物吸收和激素的分泌，达到体重增加、缓解胀气、结实肌肉的目的；平复不安情绪，减少哭闹，可以加深睡眠深度、延长睡眠时间，改善睡眠质量；增进母婴间的交流，促进乳汁分泌，传递母爱。新生儿抚触适应于正常新生儿及婴儿、早产儿、疾病恢复后新生儿。施行新生儿抚触，可能发生的并发症包括：疼痛、牵拉伤、呕吐窒息等。

一、疼痛

【临床表现】

哭闹、肌肉收缩、呼吸加快。

【预防措施】

1. 抚触者先搓热双手，同时双手要保持光滑，修剪指甲、取下首饰，以免伤及皮肤。

2. 抚触时，抚触者应注意保持自身的情绪愉快，放松自己，集中注意力。

3. 抚触时，操作者用力适度，避免力度过大引起疼痛。

4. 保持新生儿体位舒适。

【处理措施】

1. 停止抚触。

2. 评估新生儿疼痛的原因，对症处理。

3. 如果局部皮肤有损伤，报告医师，及时处理。

二、牵拉伤

【临床表现】

1. 触及关节时哭闹。

2. 关节活动异常。

【预防措施】

1. 抚触关节部位时，用力适当。

2. 禁止强制性操作。

【处理措施】

1. 立即停止抚触。

2. 仔细评估可能发生牵拉伤的部位、严重程度，报告医生，进行必要的检查和处理。

3. 抚触时发现新生儿关节活动异常，及时报告医师。

三、呕吐窒息

【临床表现】

吐奶、呛咳、呼吸困难。

【预防措施】

1. 抚触在喂奶半小时后进行。

2. 避免在过饱时抚触。

3. 喂奶后抱起新生儿，轻拍背部，让胃内气体排出，以免活动后气体排出，引起吐奶。

【处理措施】

1. 一旦吐奶，立即停止操作。

2. 迅速清除新生儿口鼻腔内的奶液，以免反流，引起窒息。

3. 出现呛奶、呼吸困难者，先清除口鼻腔内的奶液，保持呼吸道通畅，吸氧，严密观察病情变化，无好转时及时请新生儿科医师会诊并作相应处理。

（赵志丹）

第三十五章
泪道冲洗技术操作并发症的预防及处理

泪道冲洗是用钝圆针头从泪点向泪道注入溶液的方法。适用于眼内手术术前清洁泪道内污物；协助诊断溢泪患者泪道有无狭窄、阻塞或判断阻塞部位；对伴有严重角膜溃疡或全身疾病不适于手术的慢性泪囊炎患者，可清除泪囊内脓液并注入药物治疗泪道感染，减轻症状；泪囊鼻腔吻合术前后常规冲洗，清除泪囊积存的分泌物或消除术后的凝血或渗出物；新生儿泪囊炎合并泪道阻塞的治疗方法。泪道冲洗可能发生的并发症包括：假道形成、感染、泪点撕裂、出血、晕厥等。

一、假道形成

假道是人为造成的非正常泪液流经通道，致冲洗液或泪液流向改变，流入皮下组织，引起皮下水肿。

【临床表现】

1. 冲洗过程中患者诉疼痛，冲洗针头触不到鼻骨壁，推注冲洗液阻力大。

2. 冲洗液达不到咽喉部，泪囊区皮下组织发红、肿胀、疼痛。

【预防措施】

1. 冲洗前告知患者冲洗目的、可能出现的并发症及注意事项，消除紧张心理，取得患者的配合。

2. 尽可能避免假道形成的因素

（1）加强基础理论知识的培训，掌握泪道解剖位置及特点，掌握进针方向与角度。

（2）操作者动作轻柔，进针过程中遇到阻力时，不可用力推进。

（3）冲洗时固定患者头部及冲洗器，不可左右上下摆动。

【处理措施】

1. 立刻停止冲洗。
2. 安慰患者，做好解释工作。
3. 局部用抗菌药物眼药水。
4. 热敷肿胀处。
5. 密切观察局部情况。
6. 酌情全身应用抗菌药物。

二、感染

【临床表现】

1. 患者眼睑皮肤红肿、胀痛，有紧绷感。
2. 严重者睁眼困难。
3. 挤压内眦部可见眼内脓性分泌物。
4. 感染扩散发生急性蜂窝织炎者，眼睑皮肤红、肿、疼、痛，触之有波动感。

【预防措施】

1. 熟悉泪道冲洗的禁忌证。
2. 发现急性感染时切忌加压冲洗。
3. 操作时严格遵守无菌原则。

【处理措施】

1. 局部用抗菌药物眼药水，可配合口服抗菌药物。
2. 局部使用冷敷或冰敷，减轻患者疼痛感。
3. 急性感染化脓者，可考虑切开排脓。
4. 已发生蜂窝织炎及全身情况不佳者，应全身应用抗菌药物。

三、泪点撕裂

【临床表现】

1. 可见内眦部皮肤破损，局部水肿，患者痛感强烈。
2. 严重者可见撕裂的泪小管。

【预防措施】

1. 冲洗前，认真评估操作环境，创造无人员走动、宽敞明亮利于操作的环境。

2. 泪点狭窄者需使用泪点扩张器扩大泪点。

3. 操作时动作轻柔，切忌粗暴，规范操作。

【处理措施】

1. 立即停止操作。

2. 局部热敷，并予以抗菌药物眼药水。

3. 安慰患者，缓解焦虑。

4. 待炎症水肿消退后，可择期行泪道支架植入或泪小管修补术。

四、出血

【临床表现】

局部疼痛感剧烈，有血液渗出，黏膜或皮肤组织上可见伤口。

【预防措施】

1. 选择钝圆针头进行冲洗。

2. 操作时固定患者头部，年幼者需多人协助固定。

3. 固定冲洗针头。

4. 泪点狭窄者需先进行充分扩张后方可操作，以免针头滑动损伤黏膜和结膜。

【处理措施】

1. 安抚患者情绪，避免其过度紧张。

2. 立即报告医生进行处理。

3. 出血情况轻者，用无菌棉签稍用力加压止血。

4. 出血情况较严重者，遵医嘱予以止血药物并缝合伤口等。

五、晕厥

【临床表现】

患者突然发生短暂的意识丧失，可伴有面色苍白、四肢发凉。

【预防措施】

1. 操作前告知患者操作的目的、过程、配合方法及注意事项，消除患者的恐惧感。

2. 协助患者选择舒适的体位，避免站立位，尽量选择坐位和卧位。

3. 嘱患者在进针及冲洗时勿长时间屏气。

4. 操作时动作轻柔、准确，操作过程中及时询问患者感受，如有不适，立即停止操作，待休息后再行冲洗。

【处理措施】

1. 协助患者在床上平卧，解开领口和腰带，撤去枕头，将患者头偏向一侧。

2. 解除患者呼吸道阻塞，如有分泌物需立刻清除。

3. 立即通知医生。

4. 刺激人中、虎口等穴位。

5. 遵医嘱予以低流量吸氧，必要时予以心电监护，监测生命体征，密切观察病情变化。

6. 给予心理安抚，缓解紧张情绪。

（王　琴）

第三十六章
鼻腔冲洗技术操作并发症的预防及处理

鼻腔冲洗又称鼻腔灌洗或清洗，是指借助某种装置，将冲洗液输送到鼻腔及鼻咽部，通过药液与鼻腔靶组织的接触，达到清洁鼻腔及药物治疗目的的一种治疗方法。由于该方法临床运用有效，操作简便，对提高生活质量、减轻鼻部症状、减少药物治疗剂量均有效果，且具有良好的疗效和耐受性，因此受到了医生和患者的充分肯定，是一种低廉有效的治疗鼻腔疾病的方法。鼻腔冲洗适用于鼻腔及鼻窦的各种疾病的治疗，包括急性和慢性鼻窦炎、变应性和非变应性鼻炎、鼻中隔穿孔、萎缩性鼻炎、鼻内镜术后、鼻腔鼻咽癌放疗后等情况。鼻腔冲洗是一项安全系数较高的操作，并发症较少，但仍有少数患者会出现头痛、耳痛、呛咳、鼻腔出血、中耳炎等症状。

一、头痛、耳痛

【临床表现】

患者在冲洗过程中，出现头痛、耳部胀痛。

【预防措施】

1. 操作前告知患者操作的目的、可能出现的并发症及注意事项，消除患者紧张心理，取得患者的配合。

2. 冲洗液接近体温，避免太热或太冷。

3. 操作时协助患者低头前倾30°，喷液头紧贴鼻孔，略微调整喷液头的角度，尽量避免冲洗液沿鼻孔垂直往上冲。

4. 操作时灌洗桶悬挂高度适宜，避免悬挂过高、冲洗压力过大而引起头痛。

【处理措施】

1. 患者出现头痛，立即停止冲洗。

2. 头痛轻者，嘱患者放松，待患者头痛消失后继续操作。

3. 头痛剧烈者，立即报告医生，予以处理。

二、呛咳

【临床表现】

在冲洗过程中，患者出现呛咳不适。

【预防措施】

1. 操作前告知患者操作的目的、可能出现的并发症及注意事项，特别强调冲洗时，嘱患者不说话、不做吞咽动作，消除患者紧张心理，取得患者的配合。

2. 冲洗应先从阻塞较重侧开始，再冲洗对侧。

【处理措施】

1. 停止操作。

2. 待患者症状缓解后再进行操作，密切观察患者的病情变化。

三、鼻出血

【临床表现】

患者冲洗流出液中含有鲜血、鼻腔前部流出鲜血或擤鼻时鼻涕中带血。

【预防措施】

1. 操作者在冲洗过程中注意动作轻柔，控制好冲洗压力。

2. 冲洗完毕，嘱患者勿用力擤鼻涕。

【处理措施】

1. 立即停止冲洗。

2. 少量出血者，给予滴鼻液止血，待出血停止后酌情再进行鼻腔冲洗。

3. 出血严重者，立即报告医生，予以对症处理。

四、中耳感染

【临床表现】

患者诉耳闷、耳部胀痛、甚至耳鸣，严重可出现鼓膜穿孔。

【预防措施】

1. 冲洗前给予减充血剂滴鼻。

2. 冲洗应先从阻塞较重侧开始，再冲洗对侧。

3. 冲洗时，嘱患者不说话、不做吞咽动作。

4. 冲洗完毕后，告知患者头向前倾，让鼻腔内残余冲洗液排出，然后轻轻擤鼻，擤鼻时应捏紧一侧鼻腔擤对侧鼻腔，同法擤另一侧，切忌紧捏两侧鼻孔用力擤鼻。

【处理措施】

1. 停止操作。

2. 给予减充血剂滴鼻。

3. 报告医生处理，必要时给予抗菌药物治疗。

（潘雪迎）

第三十七章
药浴技术操作并发症的预防及处理

药浴法是指用药液或含有药液洗浴全身或局部的一种治疗方法，该治疗需遵循处方原则，辨病辨证选药。药浴的作用机制，系药物作用于全身肌表、局部、患处，并经吸收，由表及里，因而产生效应。药液洗浴可起到疏通经络、活血化瘀、驱风散寒、清热解毒、消肿止痛、调整阴阳、协调脏腑、通行气血、濡养全身等功效。现代药理研究证实，药浴能提高血液中某些免疫球蛋白的含量，增强肌肤的弹性和活力。药浴可能发生的并发症包括头晕、过敏反应、虚脱等。

一、头晕

【临床表现】

头晕目眩、四肢乏力、耳鸣、血压下降，严重者出现晕厥。

【预防措施】

1. 药浴前，询问患者进食情况，避免在饥饿状态下进行药浴，宜饭后30分钟后进行。
2. 保持浴室通风。
3. 药浴时间不宜过长。

【处理措施】

1. 发现患者头晕，立即打开浴室的门窗，促进空气的流通。
2. 评估头晕的原因，如与饥饿有关，口服糖水，休息片刻后即可缓解；如无改善，报告医生，协助患者离开浴室，严密观察病情及遵医嘱处理。

二、过敏反应

【临床表现】

患者皮肤出现瘙痒、潮红、丘疹、水疱，烦躁不安，甚至胸闷、气促。

【预防措施】

1. 药浴前，详细询问患者有无药物过敏史，避免使用过敏的药物，注意药物的禁忌证。

2. 仔细查对药液是否正确。

【处理措施】

1. 立即停止药浴。

2. 症状轻微者可服用抗组胺药，如苯海拉明、氯苯那敏、异丙嗪（非那根）和钙剂等；症状较重者应及时使用糖皮质激素，如泼尼松、地塞米松等。

3. 症状严重出现过敏性休克，按过敏性休克处理。

三、虚脱

【临床表现】

面色苍白、心悸、大汗淋漓、头昏眼花、耳鸣、心率加快、脉搏细速，严重者意识丧失，多见于体质衰弱者。

【预防措施】

1. 药浴前，调节适宜的药液温度。严重心功能衰竭、肺功能不全、心肌梗死、冠心病、主动脉瘤、动脉硬化、高血压患者、有出血倾向者以及老年人、儿童慎用水温39℃以上，而应以接近体温的药液沐浴。

2. 药浴时，医护人员或陪护看护。

3. 避免药浴时间过长。

4. 不宜在空腹状态下进行药浴，必要时浴前喝一杯温热的糖开水。

5. 妊娠或经期不宜泡药浴，尤其不宜盆浴及坐浴。

【处理措施】

1. 一旦发现患者出现虚脱的临床表现，应立即停止药浴。

2. 协助患者取平卧位，保暖，一般休息片刻后即可缓解，恢复正常。如休息片刻后未缓解则给予吸氧、心电监护，必要时遵医嘱静脉注射50%葡萄糖注射液等措施，症状可逐渐缓解。

3. 安抚患者及家属，保持情绪稳定，减轻恐惧心理。

（姚红梅）

第三十八章
手术体位安置技术操作并发症的预防及处理

手术体位是指术中患者的位式，由患者的卧姿、体位垫的使用、手术床的操纵三部分组成。正确的手术体位，可获得良好的术野显露，防止神经、肢体等意外损伤的发生，缩短手术时间，反之则可能造成手术困难，可能导致重要器官的损伤、大出血或其他严重后果。常用的手术体位有仰卧位、侧卧位、侧俯卧位、膀胱截石位和坐位，虽然手术体位不同，但手术体位安置操作中因各种原因可能造成的并发症相类似，如皮肤软组织损伤、耳廓损伤、神经损伤、韧带肌腱损伤、脊髓损伤、关节脱位、呼吸道梗阻等，侧卧位和俯卧位还可造成眼部受压损伤、限制性通气障碍，俯卧位和坐位还可造成循环受损。

一、皮肤、软组织损伤

【临床表现】

1. 受压部位皮肤发红、硬结、起水疱或破损，患者感到疼痛。

2. 如为电灼伤，根据灼伤深度不同，灼伤部位皮肤呈红色、紫色或黑色，剧痛。

3. 侧卧位、侧俯卧位和俯卧位时可造成三角肌挤压综合征，上臂剧痛；女性乳房受压发红，甚至男性阴茎、阴囊受压发红、破损。

4. 膀胱截石位可造成大腿内收肌拉伤，患者疼痛难忍。

【预防措施】

1. 安置体位时手术医生、麻醉医生、巡回护士动作协调，避免拖、拉、拽等动作，尽量减少患者皮肤的摩擦。

2. 保持手术床干燥、平整，使用柔软、吸水性强的床单，患者皮肤不直接接触橡胶、塑料等。

3. 约束带适当固定患者，以免术中移位或压伤，约束带松紧应适宜。

4. 如手术时间超过3小时，应尽可能间隔30分钟对受压部位减压。

5. 使用牵引床时注意保护患者会阴部。

6. 避免患者皮肤与金属物品接触或患者肢体与躯干及肢体互相接触，负极板贴在肌肉丰厚、血流丰富、表面平整的部位，揭除电极片、负极板时动作宜轻柔。

7. 在体位固定挡板与患者皮肤之间垫小软垫，以缓冲对患者的压力；女性患者使用沙袋或挡板时注意保护乳房。

8. 仰卧位时在枕骨、肩胛骨、骶尾骨、脚后跟等骨隆突处垫凝胶软垫，以减轻皮肤受压。

9. 侧卧位、侧俯卧位时于头下和腋下垫厚约20～25cm的软垫，避免挤压上臂三角肌；两腿之间夹一软垫避免摩擦；肾脏体位腰桥不要太高，以免损伤腰部软组织。

10. 俯卧位时使用大小合适的头架，头架支撑点垫软垫，支撑于患者额部和两侧颧部，患者面部受压处贴减压贴。

11. 膀胱截石位时在腿与腿架之间垫软垫，以减轻皮肤受压；两腿宽度为生理跨度（45°）、高度适当，避免过分牵拉大腿内收肌。

【处理措施】

1. 评估皮肤黏膜受损程度，根据压疮的病理分期及患者临床表现评估皮肤黏膜受损程度，根据评估结果对受损部位进行按摩、局部消毒包扎等适当处理。

2. 对受损部位皮肤的颜色、硬度、水疱大小、受损面积以及处理措施等详细记录，与接班护士仔细交接，以便接班护士进一步观察和处理。

3. 对于发生电灼伤的患者，立即请烧伤科医生会诊，予以换药观察或切除受损部位、缝合等处理。

二、眼、耳部损伤

【临床表现】

1. 受压眼睛结膜充血。

2. 受压耳廓红肿、疼痛或破损。

【预防措施】

1. 侧俯卧位和俯卧位时头架尺寸合适，安置体位之后检查患者头部在头架上的位置，避免压迫眼睛和眼眶。

2. 侧头仰卧位时在健侧耳廓下方垫一凝胶头圈，避免耳廓受压。

【处理措施】

1. 发生红肿者予以局部按摩，促进血液循环。
2. 对皮肤破损处进行局部消毒、包扎。
3. 眼睛滴眼药水或眼膏预防感染，如果视物模糊，立即请眼科医生会诊。
4. 详细记录，严格交接班。

三、神经损伤

【临床表现】

1. 臂丛神经损伤
（1）臂丛神经上干损伤：主要表现为肩外展和屈肘不能。
（2）臂丛神经下干损伤：手部功能全部丧失，不能握捏任何物件。
（3）臂丛神经外侧束损伤：肘关节不能屈曲或肱二头肌麻痹，旋前圆肌麻痹，桡侧腕屈肌麻痹；前臂桡侧缘感觉缺失。
（4）臂丛神经内侧束损伤：手指不能屈伸（掌指关节能伸直），拇指不能掌侧外展、不能对掌、对指，上肢内侧及手部尺侧感觉缺失，呈现扁平手和爪形手畸形。
（5）臂丛神经后束损伤：肩关节不能外展，上臂不能内旋，肘与腕关节不能背伸，掌指关节不能伸直，拇指不能伸直和桡侧外展；肩外侧、前臂背面和手背桡侧伴感觉障碍或丧失。
（6）全臂丛神经损伤：损伤早期，整个上肢呈缓慢性麻痹，各关节不能主动运动，被动运动正常；上肢腱反射全部消失，温度略低，肢体远端肿胀。

2. 正中神经损伤
（1）主要表现为桡侧三指半掌面感觉丧失。
（2）肘以上损伤：前臂旋前功能丧失，屈腕力量减弱，拇、示指不能屈指，拇对掌功能障碍。
（3）前臂中上段损伤：无感觉障碍，拇、示指不能屈指，拇对掌功能障碍。
（4）前臂远端及腕部损伤：拇对掌功能受限。

3. 尺神经损伤
（1）肘以上损伤：手掌、手背尺侧及尺侧一指半感觉障碍；屈腕力量减弱，环、小指末节屈曲障碍，环、小指爪形畸形，手指内收外展受限，精细动作不能完成。
（2）腕部损伤：手掌尺侧和尺侧一指半感觉障碍；环、小指爪形畸形，手指内收外展受限，精细动作不能完成。

（3）掌部及浅支损伤：手掌尺侧和尺侧一指半感觉障碍，运动正常。

（4）深支损伤：感觉正常，环、小指爪形畸形，手指内收外展受限，精细动作不能完成。

4. 桡神经损伤　垂腕状态，"虎口区"皮肤感觉障碍。

5. 腋神经损伤　肩关节不能外展，上臂不能内旋。

6. 侧卧位和侧俯卧位时可发生腓总神经受损，表现为垂足、行走时呈跨越步态；小腿的前外侧和足背感觉障碍。

7. 俯卧位和坐位时易致股神经损伤，表现为步态特殊，步伐细小，先伸出健肢，然后病肢拖拽前进，不能奔跑或跳跃；膝反射消失，大腿前内侧及小腿内侧感觉障碍；足背神经损伤表现为足下垂。

8. 膀胱截石位和坐位时易致坐股神经损伤，表现为大腿外旋的能力轻度减弱，膝关节不能屈曲，膝关节强直过伸，行走时呈僵直拽行；还有胫神经和腓总神经损伤的症状。

【预防措施】

1. 仰卧位时上肢外展不超过90°，避免过分牵拉神经和肌肉，腋下垫软垫时距离腋窝约10cm，防止腋窝及手臂受压，妥善固定托手架和上肢，避免突然掉落，损伤腋神经；双腘窝下垫软垫，避免神经肌肉过分绷直，约束带松紧适宜。

2. 俯卧位时胸部的软垫不可过大，勿压迫两侧腋窝，双上肢自然弯曲置于头部两侧，或放于躯干两侧用中单固定，不可过分向头部牵拉；两侧髂棘部位软垫位置适当，避免压迫腹股沟，胫腓骨下端及足背部垫软垫，避免足背过伸。

3. 侧卧位和侧俯卧位时膝外侧垫软垫，避免压迫腓骨头。

4. 斜仰卧位（45°）悬吊上肢加以衬垫，包裹不可过紧，避免影响血液循环，压迫神经肌肉组织。

5. 使用止血带时间不能太长，不超过一小时为宜。

6. 使用骨科牵引床时，各连接部位拧紧，连接紧密，避免肢体掉落。

7. 术者避免挤压患者上、下肢。

【处理措施】

1. 非手术治疗　维持失神经支配的骨骼肌、关节、关节周围结构和皮肤处于良好状态，预防畸形的出现；在神经恢复、再支配后通过训练提高运动的肌力、范围和质量以及辨别感觉和深部感觉的质量和范围。

（1）理疗及电刺激：紫外线照射、透热电疗、肌电刺激治疗等。

（2）针灸及电针疗法。

（3）功能运动：肢体固定制动与早期活动有机结合。

（4）神经肌肉营养药物治疗：维生素B族、地巴唑、三磷腺苷等。

2. 手术治疗　非手术治疗适当时间后无论临床或肌电图是否有神经再生的表现，均可采取神经松解、减压、缝合术或肌腱重建术。

四、韧带、肌腱损伤

【临床表现】

受伤韧带、肌腱附属肌群运动障碍。

【预防措施】

1. 安置体位时动作协调，避免过度牵拉肢体。

2. 术中注意观察，避免肢体过度外展。

3. 使用骨科牵引床时，各连接部位拧紧，连接紧密，避免肢体掉落。

4. 膀胱截石位时妥善固定腿架和双腿，双腿不可外展幅度过大。

【处理措施】

1. 功能锻炼、理疗等。

2. 手术治疗，如行肌腱韧带修复术。

五、脊髓损伤

【临床表现】

1. 脊柱受伤局部疼痛、畸形、活动受限。

2. 脊柱脊髓损伤平面以下的神经功能障碍，表现为运动、感觉、神经反射异常。

【预防措施】

1. 安置侧头仰卧位，侧转头部时不可用力过猛。

2. 上头架时稳妥托住患者头部，严防头部严重下垂、过分牵引或突然改变头部方向。

3. 头架固定牢固。

4. 移动患者时有专人负责抬患者头部，与其他人员动作协调一致。

【处理措施】

1. 发生脊柱损伤后立即让患者平卧于硬板床，保持脊柱的稳定性，避免对脊髓的进一步损伤。

2. 颈椎损伤使用颈托、石膏固定、颅骨牵引等非手术治疗。

3. 胸腰椎损伤，宜仰卧硬板床，腰背后伸，在伤椎的后侧背部垫软垫。

4. 切开复位内固定手术治疗。

六、关节脱位

【临床表现】

1. 受伤关节疼痛、肿胀、功能障碍。

2. 肩关节脱位　肱骨头向前脱出形成典型的方肩，上臂有明显的外展内旋畸形。

3. 肩锁关节脱位　伤肢外展或上举困难，肩锁关节松动。

4. 桡骨头半脱位　桡骨头外侧压痛明显，X线片示解剖位置异常。

5. 髋关节脱位　患肢呈屈髋、内收、内旋及短缩畸形。

【预防措施】

1. 安置体位时避免过分用力牵拉。

2. 牵引肢体时保持正常解剖位置。

3. 使用骨科牵引床操作熟练，固定牢固。

4. 检查手术床各部件是否连接紧密、牢固。

5. 对关节活动受限的患者，术前检查其关节活动度，摆体位时注意依患者具体病情而定，不要太强求体位的标准。

【处理措施】

1. 立即请骨科医生会诊，尽快在麻醉状态下手法复位。

2. 复位后使用石膏固定等办法使关节固定至少4周；桡骨头半脱位使用三角巾悬吊一周。

3. 加强伤肢锻炼，防止关节僵硬及肌肉萎缩。

4. 切开复位内固定。

七、呼吸道梗阻

【临床表现】

患者通气障碍，血氧饱和度下降。

【预防措施】

1. 体型肥胖患者，注意防止舌根后坠。

2. 巨大颈部肿瘤或甲状腺等压迫气管，麻醉前做好充分准备。

3. 肺部手术时，避免痰、血液阻塞支气管。

【处理措施】

1. 双手托起下颌，面罩给氧。

2. 紧急气管插管或气管切开。

3. 采用双腔气管插管，使用支气管镜吸出支气管内痰液。

八、限制性通气障碍

【临床表现】

患者通气障碍，血氧饱和度下降。

【预防措施】

1. 上、下托手架高度差距相当于患者肩部宽度，避免胸部受挤压。

2. 俯卧位和侧俯卧位时沙袋不要挤压腹部，选择面积大的腹部挡板，跨过腹部挡住肋弓和耻骨，避免腹部受压；在胸部和双侧髂棘部位垫高，使胸腹部悬空，以免影响患者腹式呼吸；固定胸腹部的约束带松紧适宜。

3. 坐位时头部前屈及旋转程度适宜。

4. 肺部手术时，避免痰、血液阻塞支气管。

5. 安置体位后，检查呼吸管路是否通畅，防止管道打折或脱出，注意避免气管、颈部血管受压或扭曲。

【处理措施】

1. 解除胸腹部受压。

2. 适当调整体位各固定挡板的位置，妥善放置和固定呼吸管道。

3. 坐位时妥善固定头架及患者头部。

4. 肺部手术时采用双腔气管插管，使用支气管镜吸出支气管内痰液。

九、循环受损

【临床表现】

1. 患者心率、血压突然发生改变。

2. 坐位时双下肢血液回流不畅发生肿胀。

【预防措施】

1. 双侧髂棘部位垫高，使患者腹部悬空，避免压迫下腔静脉导致回流不畅。

2. 避免静脉输液的上肢过度弯曲。

3. 坐位时缓慢上升手术床背板，每升高15°观察生命体征变化，随时调整手术床角度，保持生命体征平稳；用弹力绷带缠绕双下肢，减少双下肢回流受阻。

【处理措施】

1. 解除腹部受压。

2. 术中注意观察，保持输液通畅。

3. 坐位时及时调整手术床背板高度，保持呼吸循环平稳；定时挤压、抬高双下肢，促进血液回流。

（刘卫红）

参考文献

1. 魏革，刘苏君. 手术室护理学[M]. 北京：人民军医出版社，2012.

2. 吴在德，吴肇汉. 外科学[M]. 7版. 北京：人民卫生出版社，2011.

3. 陆再英，钟南山. 内科学[M]. 7版. 北京：人民卫生出版社，2011.

4. 刘芳. 手术室护理技术规范与手术配合[M]. 北京：科学技术文献出版社，2011.

5. 李乐之. 重症监护专科护理[M]. 长沙：湖南科学技术出版社，2010.

6. 黄金. 血液净化专科护理[M]. 长沙：湖南科学技术出版社，2010.

7. 黄金，姜冬九. 新编临床护理常规[M]. 北京：人民卫生出版社，2008.

8. 李小寒，尚少梅. 基础护理学[M]. 4版. 北京：人民卫生出版社，2007.

9. 陶天遵. 新编临床骨科学[M]. 北京：科学技术出版社，2002.